全国中医药行业高等教育“十四五”创新教材
长春中医药大学研究生系列创新教材

伤寒证象医案类编

（供中医学等专业用）

主审　王军

主编　高蕾　张驰　陈曦

中国中医药出版社

·北　京·

图书在版编目（CIP）数据

伤寒证象医案类编 / 高蕾，张驰，陈曦主编 .

北京：中国中医药出版社，2024. 12.（2025.3 重印）--（全国中医药行业高等教育“十四五”创新教材）.

ISBN 978 - 7 - 5132 - 9266 - 5

Ⅰ. R254. 1

中国国家版本馆 CIP 数据核字第 2024LK3452 号

中国中医药出版社出版

北京经济技术开发区科创十三街 31 号院二区 8 号楼

邮政编码　100176

传真　010 - 64405721

北京盛通印刷股份有限公司印刷

各地新华书店经销

开本 787 × 1092　1/16　印张 9. 75　字数 237 千字

2024 年 12 月第 1 版　2025 年 3 月第 2 次印刷

书号　ISBN 978 - 7 - 5132 - 9266 - 5

定价　45. 00 元

网址　www. cptcm. com

服 务 热 线　010 - 64405510

购 书 热 线　010 - 89535836

维 权 打 假　010 - 64405753

微信服务号　zgzyycbs

微商城网址　https://kdt. im/LIdUGr

官 方 微 博　http://e. weibo. com/cptcm

天猫旗舰店网址　https://zgzyycbs. tmall. com

如有印装质量问题请与本社出版部联系（010 - 64405510）

全国中医药行业高等教育“十四五”创新教材

长春中医药大学研究生系列创新教材

《伤寒证象医案类编》编委会

主　审　王　军

主　编　高　蕾　张　驰　陈　曦

副主编　李玉国　陈潇予　宋佰玉

编　委　（按姓氏笔画排序）

艾霖霞　曲鹏翰　刘永秀

李贞国　李尚龙　李济同

李艳杰　邱冬梅　谷　月

张　莲　项　鑫　胡春杰

徐建龙　梁大超　谭胜男

王 序

在中医药传承发展的历史长河中，以“四大经典”为代表的著作作为中医药的理论源头，具有举足轻重的地位。《伤寒论》是其中理法方药完备、理论与实践相结合的典范，一直被历代医家奉为证治之准绳、入门之津梁，因此学好“伤寒论”这门课程对于中医学生非常重要。而课堂教学质量直接决定着学生对经典的理解、掌握程度，集腋成裘，每一位中医药教育工作者的努力都关乎中医药发展的未来。

自1958年长春中医药大学建校后，伤寒教研室在王海滨、高世昌等前辈教授口传心授的影响下形成了优良的教风。1983年教研室参与承办了全国经典师资研修班，经受住了全国同行的考验。严格的教风使教研室各位教师自身理论与临床功底过硬，对课堂教学轻车熟路，同时形成了独具风格的理论成果和研究特色。

针对学校日常研究生教学工作的客观需要，伤寒教研室高蕾、张驰等撰写编著了这本教材。本教材以证为纲，甄选历代医家相关医案，附以评注。本教材既是对《伤寒论》原有学术体系的重新梳理，也是对研究心得的归纳总结，堪称《伤寒论》学习的案头佳作。读者通过本书能够更加清晰地理解“证”背后的理，进一步达到穷理致用。本教材突出了对学生临床能力的培养，是长春中医药大学人才培养方案的具体体现。

多年来长春中医药大学一直重视经典学科的发展，2019年在长春中医药大学校党委的大力支持下，以伤寒教研室为主体，成立了“伤寒书院”(后更名为“经典书院”)。书院教师在传统的非应试模式下，运用古代书院制讲授、问难等形式，使在校学生得到了很好的补充教育，为人才培养付出了巨大努力。书院课程相关内容推广到网络平台之后，更受到了社会层面的广泛好评，为学校赢得了赞誉。

本教材正是伤寒教研室教师们努力工作、教书育人的一个缩影，希望大家开卷有益，共同为中医药的传承发展贡献力量。

王军

2024年5月

自序一

继研究生校本教材《伤寒证象析要》之后，历经两年的精心编写，《伤寒证象医案类编》终于和读者见面了。

编撰本书之际，正值新型冠状病毒感染肆虐全球，公出后被居家隔离，遂整日埋头于诸多医案之中，从中精心筛选，并作出评注。在此过程中不断感受到为医者的神机妙术，以及经方的桴鼓之效，加之中医药治疗新型冠状病毒感染的捷报频传，“悠悠苦香能死骨更肉，细细银针令枯木逢春”，不禁再次慨叹中医药之妙。兴奋之情难耐，开学后便以全新的方式展开了新一轮的研究生课程，即以案例教学贯穿课程始终，同时继续践行“以医理为经，以本草为纬，以医案相融通”的“三位一体”教学模式。教学与编书并进，不断打磨，反复修改。

“梓匠轮舆，能与人规矩，不能使人巧。”本书以《伤寒论》中常见的28个主证为框架，以证统方，以证统括医案，纲举目张。编写过程中我们着眼于古今历代医家，选取叙述清楚、应用伤寒经方、药物加减较少的医案，通过临床联系《伤寒论》条文，探析张仲景辨治思路的同时，亦示人藉规矩以求巧。

书中的编者按部分系笔者在借鉴原按语的基础上，对辨治过程的分析总结，一些与原按思路类同，亦有观点相异，甚至大相径庭者。中医却疾几千年，其理太过渊深，笔者仅初探一二，故所论仅代表个人观点，但愿能抛砖引玉，以启后学。谬误之处，敬请指正。

在此感谢长春中医药大学附属医院陈曦、李济同、胡春杰、张莲，长春中医药大学继续教育学院项鑫，长春中医药大学教务处曲鹏翰，长春中医药大学职业技术学院徐建龙，对书稿进行了多次审核校对；对长春中医药大学基础医学院李玉国、宋佰玉、李艳杰，长春中医药大学图书馆邱冬梅，长春中医药大学中医学院陈潇予，以及教研室全体伤寒专业的研究生在医案整理工作上的辛苦付出一并表示衷心的感谢！

高蕾

2024年5月

自序二

本教材撰写的初衷是为了编写长春中医药大学研究生系列创新教材《伤寒证象析要》的配套用书，本教材内容是以《伤寒论》中最常出现的28个主证为纲要，以收集整理历代名家相关医案并附加评注为主要形式，以期从另一个侧面呈现《伤寒论》的学术风貌。

在历代医家研究《伤寒论》的过程中，对“证”的探讨是一个绕不开的话题，近代更是诞生了极具学术特色的方证学派，出现了吉益东洞、汤本求真、大塚敬节、胡希恕等一批名家，当代医家冯世纶、黄煌等进一步将其继续发扬光大。

有一种观点认为方证派的学术渊源发端于清代医家徐灵胎，需要承认的是二者之间确实有密切的关联，但其源头活水或许更早。历史上注释《伤寒论》的医家首推成无己，其《注解伤寒论》为历代伤寒学者乃至时医之案头书，然而其另一部著作则被相对低估了，即《伤寒明理论》。

《伤寒明理论》共凝练了《伤寒论》中50证，并以此为纲领，首先阐述每证之病机，之后归纳《伤寒论》治法与方药，理路清晰。该书不独方证相应，更是溯本求源，发明《黄帝内经》《难经》及经方一脉相承，亦张仲景撰用《素问》《九卷》之明证也。《伤寒明理论》的影子在后世医家著作中常有回响，可以说开启了一种伤寒治学方式的先河。

“证”作为一种有效的解构方法。这既是本教材编写以证为纲的原因，也是对前代医家治学理念的传承和致敬。然而学问之道博大而精深，我们所能探究的仅是秋山一叶，读者若能借本教材有一思之得，则我们的工作没有白费。

本教材的撰写工作主要由伤寒教研室主任高蕾承担完成，本人负责归纳各章提要，对部分内容进行了润色。此外要感谢伤寒教研室研究生团队在医案整理过程中付出的努力。

张驰

2024年5月

目 录

第一章　发热案

《素问·热论》载："今夫热病者，皆伤寒之类也。"发热作为《伤寒论》中最具特点的类证之一，列为本教材首章。《伤寒明理论》总结发热为："有谓翕翕发热者，有谓蒸蒸发热者，此则轻重不同，表里之区别尔。"对发热产生的原因，成无已进一步阐释道："其发热属表者，即风寒客于皮肤，阳气怫郁所致也。其发热属里者，即阳气下陷，入阴中所致也。观其热所从来，而汗下之证，明其辨焉。"病之来路既晓，则治法之去路自明。本章通过桂枝汤、麻黄汤、大青龙汤等类方医案，阐述发热证的辨治思路和各汤证的临证要点。

第一节　桂枝汤案

【案例】

于某，女，15岁。1976年6月20日初诊。前月患感冒，发热38.5℃，经用解热镇痛和抗生素类药物，体温降低，但低热不除，每天体温37.5℃左右已20多天。行血、尿常规，胸透，抗链球菌溶血素"O"测定等检查，均未发现异常。某医投以清热解毒中药，服2剂无效。现症：时有头痛，微恶风，动则汗出，倦怠无力，纳食不佳，二便正常，面色萎黄，精神颓靡，舌质淡红，苔薄白，脉寸浮缓，尺微弱。

治宜解肌退热，投以张仲景桂枝汤治之。桂枝10g，白芍15g，甘草10g，生姜6g，大枣3枚。水煎服，2剂。服1剂后热退，2剂服完诸症悉除。追访未再复发。

（柯利民．低热的辨证施治．中医药学报，1979.）

【解析】

（编者按）本案患者据其恶风、头痛、寸脉浮可知为太阳表证；汗出、脉缓乃表虚；倦怠，又见尺脉微弱，为里之正气不足之象。故发热乃系外感，邪未尽解，邪恋肌腠，致使营卫不和而成。

方用桂枝、白芍解肌，甘草调中，姜枣以资营卫。

第二节　麻黄汤案

【案例】

仲某，男，13岁。1999年11月7日初诊。形体素盛，3日前淋雨感寒，恶寒高热1日，头痛鼻塞，无汗，干呕，偶咳，项背不舒，测体温40℃，舌淡红，脉浮紧，查白

细胞计数 $12.0\times10^{9}/L$，中性粒细胞百分比78%，淋巴细胞百分比22%，X线片提示支气管炎。

诊为太阳伤寒表实证，治以麻黄汤发汗解表。炙麻黄9g，桂枝6g，光杏仁9g，炙甘草6g。1剂，先煎麻黄如麻黄汤法，半剂而服。

11月8日二诊：患儿家长急请刘继祖，言体温不降，反鼻衄。刘继祖不去，伤寒表实得红汗，是欲解之兆。所以鼻衄，是患者不听“半剂而服”，自加药量也。隔日来告：病证若失。

（曾斌芳，张帆，单丽娟．刘继祖医论医案撷萃．新疆人民出版社，2001.）

【解析】

（原按）形体素盛，卫表充实；偶触风寒，邪气亦实，两实相得，为太阳表实之证。病发一日，太阳之邪未解。卫气强则高热，邪气盛而恶寒，头痛项背不舒，为太阳经气不利，咳而鼻塞为肺失宣肃，舌脉俱为太阳表实之外症。

（编者按）方用麻黄、桂枝解表，杏仁宣肺，甘草缓和发汗之力。

第三节　大青龙汤案

【案例】

宋某，男，23岁。发热两个月余，每日午后恶寒发热，头痛骨楚，体温39～40℃，服止痛片暂可汗出热退。上午门诊时，体温37.8℃，自谓胃纳不馨，唯思冷食。大便秘结，二三日一次，小便正常。舌淡红润少苔。诊腹脐左右拒压，切得脉浮略数。

脉症相参，属表寒里热证，治宜表里双解、祛邪外出。拟大柴胡汤加减：柴胡12g，黄芩10g，半夏15g，党参10g，枳实10g，白芍15g，川大黄10g，甘草6g。1剂。

二诊：药后泄泻一次，脐周压痛消失。午后仍恶寒发热，无汗头痛，心烦思冷，皆一派太阳表实症状。窃思大柴胡汤表里双解，系治少阳、阳明合病之方。太阳阳明合病，则非所宜也，故里实虽去，表邪未解。风寒在表，非辛温发汗不治，若得汗出，内伏之邪由表而散，其热自退。然有心烦思冷之内热证，单纯辛温发汗，实属不当，宜辛温、辛凉并用。拟大青龙汤原方：麻黄10g，杏仁10g，桂枝6g，甘草6g，石膏15g，生姜10片，大枣3枚。仅1剂，汗大出，发热遂止。

（闫云科．临证实验录．中国中医药出版社，2005.）

【解析】

（原按）发热两个月，先后用二方两日获愈，余颇有踌躇满志之色。然李映淮阅后，很不以为然，谓：用柴胡汤者，其脉应弦，浮数脉用柴胡剂，已属不当。且表里同病，应先表后里，一开始即宜用大青龙汤，表解里自和。表未解而予攻下，误也，幸其体质强壮，免遭不测，否则引邪入里，将有变证、坏证之患。

（编者按）本案先治以大柴胡汤，此误也；后以大青龙汤愈之。方用麻黄汤解表邪，石膏清里热，姜枣调营卫以资发汗之源。

第四节　桂枝二越婢一汤案

【案例】

许某，35岁。因劳累过度，内蓄郁热，新寒外束而患病。病初自觉发热恶寒，头痛，心烦热，体痛，有时汗出，口干舌燥，面红耳赤，脉象紧而数，曾服辛凉解表剂加味银翘散，汗未出病不解，而寒热加剧。察此证本属内热为外寒所闭，辛凉之银翘等品解表之力甚微，不能宣散表寒、疏达郁热。用麻黄汤虽能疏散，而其辛温之性，助内热而增躁烦。于清热之中而能宣表邪者，非得桂枝二越婢一汤……处方：桂枝5g，白芍10g，麻黄8g，连翘12g，生石膏15g，生姜6g，甘草6g。服2剂后，遍身漐漐汗出，发热恶寒已解，身觉轻松，头已不疼，唯心中仍觉烦热，身倦食少，后以清热和胃疏解之品，连进2剂，诸症豁然而解。

（刑锡波．伤寒论临床实验录．天津科学技术出版社，1984.）

【解析】

（编者按）本案患者恶寒发热并见，伴头身疼痛，显系太阳表证；其心烦热，时汗出，口干舌燥，面红耳赤，又是里热之明证；故辨为外寒里热，治宜解表清里，虑其较“不汗出而烦躁”之大青龙汤证为轻，故以桂枝二越婢一汤表里双解。

方用桂枝二越婢一汤加减，桂枝汤解肌，合越婢汤解表兼清里热，内热躁烦故去枣，更加连翘。

第五节　小青龙汤案

【案例】

张某，女，26岁。1986年9月22日初诊。患者8天前郊游归来，当晚即发热、头痛，服感冒灵后症减。次日发热38.5℃，伴咳嗽、气促、头痛，即到当地医院诊治。血常规：白细胞计数$12.6\times10^9/L$，中性粒细胞百分比82%，淋巴细胞百分比16%；胸透检查见右下肺肺炎。肌内注射青霉素、链霉素，口服四环素等药1周未效。来诊时发热38.8℃，头痛，神疲乏力，咳嗽转频，气促，胸部憋闷，胀痛，痰多质稀，舌淡，苔心微黄，脉浮滑略数。

予小青龙加石膏汤：炙麻黄6g，甘草6g，干姜6g，桂枝6g，细辛5g，石膏45g（先煎），五味子10g，法半夏、杏仁、芍药各12g，薏苡仁15g。服1剂，热减，咳喘皆减，胸部仍觉闷痛，连服3剂，热退神爽，咳喘已平，胸痛亦消，唯口淡，偶有稀白痰。前方去石膏，续进3剂，诸症若失，唯纳食欠佳。胸透检查示双肺野清，右下肺肺炎病灶影完全消散；白细胞计数$6.8\times10^9/L$，中性粒细胞百分比68%，淋巴细胞百分比26%。予陈夏六君丸调理善后，恙去人安。

（熊曼琪，彭万年．小青龙汤临证治验．新中医，1989.）

【解析】

（编者按）本案患者感受外邪后发热而咳，因其咳喘胸闷、痰多质稀、脉滑，可知内有停饮；苔黄脉数系其兼有郁热；而头痛、脉浮，又为太阳表邪未解之象。故用小青龙加石膏汤外散表邪、内化寒饮兼以清热。

方用小青龙汤加味，麻黄、桂枝解表，芍药、甘草和阴，干姜、五味子止咳，半夏、薏苡仁化痰湿，细辛散寒，杏仁平气，石膏清热。热退去石膏。

第六节　桂枝去桂加茯苓白术汤案

【案例】

刘某，女，53岁。患低热（37.5℃左右）持续两个多月不退。伴见胃脘胀满，项部拘急不舒，询知小便短涩不利，有排而不尽之感。舌体肥大，苔水滑，脉弦。

辨为水郁阳抑之发热，用桂枝去桂加茯苓白术汤治疗。茯苓30g，白术10g，白芍15g，生姜10g，大枣7枚，炙甘草6g。此方连服5剂后，小便畅利，发热等症皆愈。

（刘渡舟．经方临证指南．天津科学技术出版社，1993.）

【解析】

（编者按）本案患者小便不利伴见水滑苔、弦脉，显系水停于内之象，据胃脘胀满，可知水停中焦；其发热、项部拘急乃太阳经气不利所致。正如唐容川所言："五苓散是太阳之气不外达，故用桂枝，以宣太阳之气，气外达则水自下行，而小便利矣。此方是太阳之水不下行，故去桂枝，重加苓术，以行太阳之水，水下行，则气自外达，而头痛发热等证，自然解散，无汗者，必微汗而愈矣。然则五苓散重在桂枝以发汗，发汗即所以利水也；此方重在苓术以利水，利水即所以发汗也。实知水能化气，气能行水之故，所以左宜右有。"

方用桂枝汤去桂枝之攻表，加白术、茯苓主里而病愈。

第七节　白虎汤案

【案例】

孙某，女，3岁。出麻疹后，高热不退，周身出汗，一身未了，又出一身，随拭随出。患儿口渴唇焦，饮水不辍，视其舌苔薄黄，切其脉滑数流利。

辨为阳明气分热盛充斥内外，急当清热生津以防动风痉厥之变。处方：生石膏30g，知母6g，炙甘草6g，粳米一大撮。服1剂即热退身凉，汗止而愈。

（陈明，刘燕华，李方．刘渡舟验案精选．学苑出版社，1996.）

【解析】

（编者按）口渴多饮、苔黄、脉滑数为里热已成，濈濈然汗出为热入阳明之明证也。

方用石膏清阳明气分热，知母资水源，甘草和中，粳米和胃以防石膏过寒伤阳。

第八节 柴胡桂枝汤案

【案例】

患者，女，44岁。发热5天，体温高达40.1℃。曾注射庆大霉素、安痛定等，并口服复方阿司匹林等药，药后虽汗出但高热不解。查白细胞计数12.0×10^9/L，血沉、尿常规、X线胸透等检查的结果均正常，诊其脉缓而弦，舌质红，苔薄白。症见：发热恶寒，头痛少汗，四肢关节疼而烦扰，恶心欲吐，二便调。

证系太少合病，以柴胡桂枝汤主之。药用：柴胡24g，半夏10g，党参10g，黄芩15g，桂枝10g，杭芍10g，甘草6g，生姜3片，大枣5枚。服1剂热退，再进2剂，余症悉除。查血常规：白细胞计数降至正常。

（李平．柴胡桂枝汤治验．天津中医，1989.）

【解析】

（编者案）本案患者发热恶寒、头痛、身烦疼，为邪在太阳；恶心欲吐、脉弦，为少阳枢机不利，故病属太少同病，治以柴胡桂枝汤表里双解。

方用小柴胡汤枢少阳，桂枝汤解太阳，中规中矩，应手而愈。

第九节 大柴胡汤案

【案例】

钱某，女，52岁。2006年11月6日初诊。发热7天。患者7天前由于外感出现发热，自测体温38.7℃，当日即入院治疗。白细胞计数1.35×10^9/L，中性粒细胞百分比83%。X线片：左上肺有片状阴影，诊断为肺部感染。入院后，经服头孢他啶等药抗感染治疗，并配合补液、使用柴胡注射液等对症治疗，患者热退而复升，反复无常。此例患者有发热等肺部感染症状，经用西药无效，他医又认为患者年事已高，必有气虚阴虚的病机，故用益气养阴药物解毒退热，不效。遂请冯世纶会诊。症见：体温38.9℃，口干苦，咽干，渴欲饮水，胸胁部胀满，右胁痛，无咳嗽、咳痰，无恶寒，无身痛，汗出热不退，大便干燥，三日一行，小便调，眠差，舌质红，舌苔薄黄腻，脉弦滑。

口干苦、咽干、胁肋部胀痛，六经辨证属少阳病。脉弦滑、舌质红、苔薄黄腻、口渴欲饮、大便干，辨证属里热壅盛之阳明病。无恶寒，无身痛，可排除太阳病。综合分析：可辨为少阳阳明合病。故用大柴胡汤加生石膏，和解少阳，兼清阳明里热。处方：柴胡24g，黄芩12g，大黄6g，枳实12g，白芍10g，清半夏12g，生石膏45g，生姜15g，大枣4枚。1剂，水煎服。结果：患者服用1剂后体温由39℃下降至37.2℃，口干苦、渴欲饮水、胁肋部胀满症状缓解，大便通畅。又继服上方1剂，患者体温降至正常，无其他不适，又复查X线片示双肺未见异常，观察2天痊愈出院。

（冯世纶教授伤寒临床纲要）

【解析】

（编者按）本案患者发热，无恶寒、身痛、脉浮，病非太阳；伴见口苦咽干、胸胁满痛、脉弦，可知少阳枢机不利；且口渴、便干、苔黄、脉滑，知阳明里热已成；故以大柴胡汤和解少阳，兼清阳明，则病可愈。

方用大柴胡汤加生石膏，柴胡、黄芩枢解少阳郁热，半夏和胃，白芍和阴，枳实、大黄通腑气，姜枣和营卫，石膏清气分之热。

第十节　调胃承气汤案

【案例】

刘某，女，27 岁。1965 年 6 月 4 日初诊。发热头痛 1 周，曾服中西药，大汗出而身热头痛不解，头胀痛难忍，心烦欲吐，口干思冷饮，皮肤灼热而不恶寒，大便已 3 日未行，苔白厚，脉弦稍数。体温 38℃。

证属里实热胃不和，治以清里和胃，与调胃承气汤：大黄 10g，炙甘草 6g，芒硝 12g（分冲）。上药服一煎，大便通，头痛已，身热减，体温正常，继服余药而去芒硝，诸症基本消失。

（冯世纶．经方传真．中国中医药出版社，1994.）

【解析】

（编者按）但热不寒，伴大汗出，渴饮，此为阳明里热。虽大便 3 日不行，然发热汗出，皮肤灼热，此燥热初聚阳明胃腑，尚未结实也。

方用大黄通腑，芒硝泄热，甘草引药力入于中焦。

第十一节　大承气汤案

【案例】

单某，男，57 岁。1974 年 11 月 5 日初诊。高热 10 余日不退，体温 39～39.7℃，在某医院住院，拟诊为肠伤寒。但未查出伤寒杆菌，故未确诊。经用多种抗生素治疗，高热不退，邀余会诊。患者壮热神昏谵语，舌苔黄燥，脉沉实，但已腹泻多次，泻出污水奇臭难闻，腹部坚硬拒按。

辨证：阳明腑实，热扰神昏。立法：泄热攻结，急下存阴。方药：大黄 25g，芒硝 25g（冲服），枳实 20g，厚朴 20g。水煎，2 次分服。

11 月 6 日二诊：遵嘱服药 1 剂，于当日夜间下燥屎 10 余枚，坚硬如石，高热渐退，神志转清，继服 1 剂。

11 月 7 日三诊：服药后又下燥屎及稠状粪便甚多，奇臭难闻，热退神清。此燥屎已尽，腑实已除，宜以养阴和胃之剂善后调理。

（张琪．张琪临床经验辑要．中国医药科技出版社，1998.）

【解析】

（编者按）壮热神昏、舌苔黄燥、脉沉实，为实热内结，扰及神明，耗伤阴津。虽已腹泻多次，然泻下污水奇臭难闻，且仍腹部硬满拒按，乃阳明燥屎已成，致热结旁流，不急下不可救其危，此“通因通用”之法。

方用大黄通腑，厚朴、枳实行气导滞，芒硝软坚化燥屎。

第十二节 麻黄细辛附子汤案

【案例】

沙某，男，67岁。1980年2月6日初诊。感冒发热，周身及关节酸楚难忍已2周，自服羚羊感冒片、银翘丸、氨酚咖匹林片、氨基比林片等多种中西成药，注射复方氨林巴比妥注射液数支，均不见效果。余诊之，患者蜷卧，喷嚏频频，恶寒打抖，鼻塞流清涕，头痛甚剧，自觉恶寒，不觉发热，只有在用体温计时方测得体温37.9℃，舌淡苔薄，脉沉。

诊为少阴伤寒，治以温阳解表法：麻黄6g，炮附子12g，细辛3g，藁本3g，羌活3g，炙甘草3g。服1剂药后其病状减半，又服1剂脉静身安。

（裴永清．伤寒论临床应用五十论．学苑出版社，1999.）

【解析】

（编者按）恶寒、头痛、鼻塞清涕，乃太阳表证；蜷卧、脉沉为少阴阳气已虚。清涕多、头痛甚，加藁本、羌活；感寒日久不解，加炙甘草安内攘外、调和诸药，兼取麻黄附子甘草汤之义。

方用麻黄开表，附子、甘草补内，细辛枢少阴邪气外达，藁本、羌活祛风。

第十三节 四逆汤案

【案例】

唐叟，年逾古稀，冬月感寒，头痛，鼻流清涕，自服羚翘解毒丸六丸，自觉精神甚疲，而且手足发凉。其子恳求余诊，切诊未久，即侧头欲睡，握其手，凉而不温，切其脉不浮而反沉，视其舌淡嫩而白。余曰：此少阴伤寒，肾阳已虚，如再进凉药，恐生叵测，法当急温，以回肾阳，与四逆汤，服一剂，精神转佳，再剂。足手转温而愈。

（刘渡舟．新编伤寒论类方．山西人民出版社，1984.）

【解析】

（编者按）本案患者为古稀老人，阳气本虚，感寒后又治以凉药，更伤阳气。虽有头痛、流涕等太阳表证，但据其手足凉、精神疲惫、脉沉，少阴里阳虚衰之象已显，凉药自不可进，辛温发散之品亦不可服，唯恐耗其微阳。故治宜辛温纯剂温补少阴元阳，方不致病生叵测，使里气充足则表邪自解。

方用附子壮肾阳，干姜扶脾阳，甘草使阳归中土，兼制附子之毒。

第十四节　通脉四逆汤案

【案例】

患儿男性，1岁。1960年8月28日初诊。其母代诉，7天前发热，经西医诊断为重感冒，用青霉素、链霉素等药数天后发热终未退。检查体温39.5℃，心肺正常，腹部无异常。白细胞计数$19.8\times10^9/L$，中性粒细胞百分比80%，淋巴细胞百分比15%。望诊：眼睛无神，想睡懒睁眼，符合少阴格阳证的但欲寐。并有四肢逆冷，诊脉浮大无根。

诊断为少阴格阳证，法宜温中回阳，并兼散寒。方用通脉四逆汤。处方：干姜八分，附子五分，甘草五分。开水煎，冷服。服药后患儿熟睡4小时，醒后精神好，四肢不逆冷，眼睛大睁，不再发热。约两小时后，检查体温37℃，白细胞计数$8.4\times10^9/L$，前后6小时一切症状消失而痊愈。

（许云斋．少阴格阳证辨证治疗的初步经验．中医杂志，1962.）

【解析】

（编者按）外邪袭表应汗而解之，汗不得法，可致邪气内陷。本案患者肢厥、嗜睡，属少阴寒化证。其发热乃少阴阳虚，不能敛于内之格阳发热。治疗应急温少阴元阳，否则可致阳绝死证。

通脉四逆汤原方与四逆汤同，唯力猛，旨在破阴盛之格阳。该方量小，因患者系婴幼儿，脏腑娇嫩，取通脉四逆汤法耳。

第二章 潮热案

潮热是阳明腑实证的典型症状，《素问·调经论》有所论述，“有所劳倦，形气衰少，谷气不盛，上焦不行，下脘不通，胃气热，热气熏胸中，故内热”，详细阐释了以“胃气热”为主要特征的内热产生过程。《伤寒明理论》进一步揭示：“邪气郁而为实热，随王而潮，是以日晡所发潮热者，属阳明也。”

本章通过大承气汤、小承气汤、小柴胡汤等类方医案，阐述潮热证的辨治思路和各汤证的临证要点。

第一节 大承气汤案

【案例】

张修臣子，年十二岁，住广德北乡。初因伤风发热，头痛自汗，不寒而渴，余投以麻杏石甘汤加薄荷、金银花，一剂即愈。后因误食鲫鱼半盘，其症复作，他医进以辛燥，病转剧。目肿如桃，头痛如劈，烦躁谵语，大渴引饮，潮热自汗，小便短数，大便不通，胃胀拒按。脉象滑实，舌绛苔燥。

此春温夹食。以大承气汤原方：厚朴五钱，枳实四钱，大黄四钱，芒硝三钱。以水三碗，先煮枳实、厚朴取二碗，去滓，纳大黄，煮取一碗，去滓，纳芒硝溶化，顿服。服一剂，下燥屎数十枚，诸恙霍然，即占勿药，令以米饮调之，一周而愈。

（何廉臣．重印全国名医验案类编．上海科学技术出版社，1959.）

【解析】

（编者按）外邪初解，胃气必虚，正宜清淡滋养，以生津液，乃不戒于口，恣食荤腥，停滞于胃，复进辛燥，助阳耗液，食积得阳明燥化，结实不通。

方用厚朴除满，枳实破气郁，大黄通利水谷，芒硝软坚。

第二节 小承气汤案

【案例】

市人张某，年可四十。病伤寒，大便不利，日晡发热，手循衣缝，两手撮空，目直视急，更三医矣。皆曰：伤寒最恶证也，不可治。后召予，予不得已往诊之。曰：此诚恶候，染此者十中九死，仲景虽有证而无治法，但云脉弦者生，涩者死。况经吐下，难于用药，漫以药与，若大便得通，而脉强者，庶可料理也，遂用小承气汤与之。一投而大便通利，诸疾渐退，脉且微弦，半月得瘥。

（许叔微．许叔微伤寒论著三种．中国中医药出版社，2015.）

【解析】

（原按）论曰：或问下之而脉得弦者生，何也？答曰：《金匮玉函经》云：循衣摸床妄撮，怵惕不安，微喘直视，脉弦者生，涩者死。微者但发热谵语，承气汤与之。余尝观钱仲阳《小儿诀法》：手循衣领及乱捻物者，肝热也。此证《玉函》列在阳明部。阳明胃也，肝有邪热，淫于胃经，故以承气汤泻肝而得强，脉则平而和，胃且坚不受，此百生之理也。予尝谓：仲景云：不通诸医书以发明隐奥，而专一经者，未见其能也。须以古今方数，发明仲景余意。

（编者按）“大便不利，日晡发热”，足以说明腑气不通，此承气汤之候，然应用须诊脉下指有根，并具实象，此固然之理也，即“脉弦者生，涩者死”。其中五行生克另有精义，此不赘述。小承气汤在仲论原文中有试探法，见腹中转气则更服，进可攻退可守之良方。

第三节　小柴胡汤案

【案例】

吴某，女，23岁。患者于8天前在某医院足月自娩。产后4天无异常表现，出院。3天前发热头痛，某卫生所曾予青霉素、四环素等药（未用解热剂）治疗2天而无效。发热不退，3天来早晚体温波动于37.8～39.3℃（据该卫生所病历介绍）。现症：潮热，眩晕，两太阳穴头痛，汗出，少气懒言，面隐隐微黄，口苦不渴，恶心，食少，大便正常，小便微黄，无腹痛，恶露不多，无臭。舌淡红而嫩，有齿痕，苔白，脉弦细。

此产后失血伤气，风乘虚入，箕踞少阳，枢机不利也。宜和解表里、补益气血。用小柴胡汤合当归补血汤。处方：柴胡15g，黄芩6g，党参15g，法半夏6g，生姜3片，大枣4枚，炙甘草6g，黄芪30g，当归10g。1剂热退汗减。次日再剂以清余邪。续补气血以善其后。

（谭子燕．小柴胡汤治疗少阳潮热三则．实用医学杂志，1995.）

【解析】

（原按）本案正如《伤寒论》第97条载：“血弱气尽，腠理开，邪气因入。”潮热而眩、苦、呕、脉弦，邪稽少阳也。汗多面黄、少气懒言、舌淡嫩而有齿痕，气血匮乏也。方证合拍，故效佳。少阳潮热仲景已有明训。《伤寒论》载：“阳明病，发潮热，大便溏，小便自可，胸胁满不去者，与小柴胡汤。”本条之潮热，方有执、尤怡等均释为少阳潮热。

（编者按）方用柴胡、黄芩枢解少阳，半夏降逆止呕，党参、甘草、大枣、生姜调中，亡血家加当归、黄芪，取法当归补血汤。

第四节　柴胡加芒硝汤案

【案例】

李某，男，30岁。着凉4天，恶寒发热，胸胁疼痛，口苦而干，食欲不振，且有时伴恶心但不呕吐，发汗而不解，体温39.1℃，大便3日未行，午后身发潮热。舌质正常，苔薄白微黄而干，脉弦数。心率108次/分，心肺（-），肝脾（-），左下腹压痛（±），可触及粪块。

此少阳兼里实之轻证。与柴胡加芒硝汤主之：柴胡10g，黄芩10g，半夏10g，党参10g，炙甘草6g，生姜10g，芒硝10g（冲服），大枣4枚。服用1剂，身微汗，便通，继之体温降至37℃，身发寒热等症大减。再1剂，诸症消失而愈。

（孟永利，沈帼，李晓露．伤寒论现代研究与临床应用．学苑出版社，1998.）

【解析】

（编者按）胸胁疼痛、口干苦、纳差恶心，病在少阳也；午后潮热、大便不行，病及阳明也。合以舌脉，苔薄白微黄而干、脉弦数，故为少阳兼里实之轻证。

方用小柴胡汤和解少阳，加芒硝泄热以全功。

第五节　大陷胸汤案

【案例】

李某，女，15岁。发热头痛，周身不适，五六日后，突然发现上腹部疼痛，每到下午则发热更甚，乃到医院诊视，诊断为急性腹膜炎，留其住院。其父因经济负担重，乃转请中医治疗。切其脉紧而有力，舌苔黄厚，大便已七日未解，小便色红而少，不欲饮食，时发谵语，周身亢热，腹肌板硬拒按。

大黄二钱，芒硝二钱，冬瓜子五钱，生薏苡仁五钱，甘遂末三分（另包）。令先煮大黄，汤成去滓，纳入芒硝，火上一沸，再下甘遂末和匀，嘱分两次服。初服约一时许，大便泻下，但不甚快，又将第二服分其半与之。服后不久，大便通畅，水与大便齐下，约半痰盂，患女身热腹痛顿消，腹肌变软，胃纳亦开，乃令糜粥自养。

（刘渡舟，聂惠民，傅世垣．伤寒挈要．人民卫生出版社，2006.）

【解析】

（编者按）心下痛、按之石硬、脉沉紧，此为结胸三症；大便不行、午后热甚、谵语、苔黄厚，是病及阳明。结胸兼阳明，治以大陷胸汤，方用大黄通下，芒硝软坚泄热，甘遂峻利，更加冬瓜子、薏苡仁排脓，此合苇茎汤法。本案患者腹部板硬疼痛拒按、脉弦紧有力，与仲景所论结胸三症相符，故病属水热互结之结胸证。临床上结胸常兼阳明内实，二者均有脘腹疼痛拒按、大便燥结不下等，但按之石硬者属结胸证。治以大陷胸汤，既能攻逐水热，又能荡涤燥结。

第三章　往来寒热案

《类证活人书》载：“往来寒热者，阴阳相胜也。阳不足则先寒后热，阴不足则先热后寒。”往来寒热之证代表着阴阳的胜负消长，《伤寒明理论》指出“其邪在半表半里，外与阳争则为寒，内与阴争则为热矣”，并进一步揭示“邪居表多，则多寒，邪居里多，则多热”，为诊断治疗厘清了思路。

本章通过桂枝麻黄各半汤、桂枝二麻黄一汤、小柴胡汤、大柴胡汤、柴胡桂枝干姜汤的类方医案，阐述往来寒热证的辨治思路和各汤证的临证要点。

第一节　桂枝麻黄各半汤案

【案例】

友人杨达奎教授，胃纳不甚强健，故体质不强。周身皮肤，干燥不泽。平素颇喜品茗，虽每日饮多，而小便亦多，故其津液显然呈不足之象。非至盛夏之时，则皮肤无汗。一至严冬之际，则小便更多。此所以肌肤少泽，而为大便干燥之因也。

1949 年冬月下旬，忽患伤寒。发热恶寒，头痛肢痛，项背腰臀均觉痛楚，而独皮处无汗，两目带红，唇齿干燥。气息微喘，而微有恶心。经余诊之，断为正伤寒之候。杨君闻之，以为必用麻黄汤方，盖向知余治伤寒而喜用经方也。

余曰：“以君之证，麻黄汤在所必用。以君之体质，素来津液不足，麻黄总嫌太峻，盖不能大发其汗也。余有一法，改用桂枝麻黄各半汤，服如桂枝汤法。即服药后，俟微有汗意之时，再饮热粥一小碗，使微汗缓缓外透。不可令如水淋漓，如此则病必除矣。”

如法服后，约半小时，果然微汗出矣，头面胸腹及四肢，均感微湿，而周身疼痛已较松。乃将预先煮好之热稀粥，以汤瓢与之。

服粥后，微汗时间更为延长，先后约三小时，而寒热渐退，身疼立瘳。晚间续服第二煎，其病爽然若失。

次日复诊，见其体温复常，毫无所苦，唯舌苔微腻。询其大便，因素来大肠津液不足，必隔二三日一解。今前后计之，已五日未解。按其腹部，脘口尚和，唯按其脐下少腹，微有硬痛耳。再为之处以小承气汤，量亦较少。令其煎服之后，只求大便一通，即停后服，目的在微和其胃肠，而不在大攻也。迨一服之后，大便果下燥黑之粪球数枚，夹以溏黏之半流动物，而表里均和而痊矣。

桂枝麻黄各半汤方：川桂枝二钱五分，京赤芍一钱五分，生麻黄一钱五分，炙甘草一钱五分，杏仁泥三钱，生姜三片，大枣五枚。

小承气汤方：锦纹大黄二钱，川厚朴二钱，炒枳实二钱五分。

（余无言．余无言伤寒论新义．福建科学技术出版社，2014.）

【解析】

（编者按）本案患者冬月感寒，发热恶寒、头身疼痛、无汗微喘，为正伤寒之候，然因其素体正气虚弱，不耐峻汗攻伐，故治以桂枝麻黄各半汤，且药后啜粥，以助汗源，一剂而解。

世人多谓桂枝麻黄各半汤及桂枝二麻黄一汤症见往来寒热，想必缘于仲景“发热恶寒如疟状”之言，然桂麻剂为治疗表郁之品，其热必是恶寒与发热并见。所谓“如疟状”乃“一日二三度发”“一日再发”之意也。将此案及下一医案列于往来寒热条目下，实为示人勿相混淆矣。

第二节　桂枝二麻黄一汤案

【案例】

刘某，女，12岁。初春感受风寒邪气，头痛发热，家人自购平热散，服药后汗出较多，随后发热消退。但第2天发热恶寒如疟疾之发作，上午1次，下午2次。脉浮略数，舌苔薄白而润。

究其原因，属于发汗太过，在表之邪气反而稽留不解，当用桂枝二麻黄一汤小汗之法治疗。桂枝5g，白芍5g，生姜5g，大枣3枚，麻黄3g，杏仁3g，炙甘草3g。1剂。药后得微微汗出而解。

（刘渡舟．经方临证指南．天津科学技术出版社，1993.）

【解析】

（编者按）汗不得法，表邪留恋不解，阳气闭郁，肌表未和，宜桂枝二麻黄一汤，以桂枝汤解肌、麻黄汤通表，使药不过于病。此为小汗之法，祛邪而不伤正。

第三节　小柴胡汤案

【案例】

范某，男，37岁。发热3个多月，上午37℃左右，下午逐渐增高，体温在38～39℃，先恶寒后发热，形成往来寒热之象，入夜逐渐下降。乏力倦怠，口苦咽干，胃脘闷胀不适，有时恶心，纳差，大便干，小便黄赤。经检查，肝功能、胆囊引流均未见异常，使用多种抗生素未见疗效，乃邀会诊。舌质红，苔黄腻，脉细弦而数。

辨证为表里不和，湿热内蕴。以和表里、消湿热为治。方用小柴胡汤加茵陈。服药6剂，热退病除。患者除感疲倦外，无其他不适。予五味异功散收功。

（祝谌予．若干古方之今用．中级医刊，1979.）

【解析】

（编者按）往来寒热、口苦咽干、纳差恶心、脉弦细，为少阳枢机不利；尿黄、舌红、苔黄腻、脉数，为里有湿热停滞。故治以小柴胡汤加茵陈。湿热纠缠难解，茵陈为蒿之嫩者，正如张锡纯所言“得初春少阳生发之气”，具气畅不敛之性，利于湿热的去除。

【案例】

文某，女，30岁。症状：经水适来，腹部疼痛，白带淋沥，通身酸软，耳聋烦渴，语言谵妄，午后寒热往来，口苦咽干，脉象弦数，舌绛苔薄。

主以和解少阳法，以加减小柴胡汤治之。柴胡四钱，条黄芩三钱，天花粉三钱，生地黄五钱，牡丹皮三钱，赤芍二钱，青蒿三钱，党参三钱，甘草一钱，生姜二钱，大枣四枚。水煎服。四剂而愈。

（赖良蒲．蒲园医案．江西人民出版社，1965.）

【解析】

（编者按）病发于经水适来之时，在气之邪入于血分，在表之邪入于里阴，热与血搏结，此为热入血室。症见寒热往来、口苦咽干、耳聋、脉象弦数，故以小柴胡汤加减治之。《医宗金鉴》认为这是气血闭结，故加凉血活血之品，以散血中之结。使肝胆气机条达、热邪得清、血结得散，则寒热诸症可除。

方用小柴胡汤打底，烦渴去半夏加天花粉、生地黄，更入牡丹皮、赤芍去血室中热。

第四节　大柴胡汤案

【案例】

张某，男，55岁。1986年10月初诊。发热两周余，经治未效。西医诊断：发热待查。现症见寒热交替而作，午后热重，每于午后2时许，热势升起，可达38℃，并见胸胁满闷，脘腹胀满，大便干燥，四五日未行，脉沉弦有力，舌苔厚腻，中间淡黄。

证属少阳兼里实证。治以和解枢机，兼通里实。用大柴胡汤原方，药后大便通行一次，热势减退，再进3剂，诸症皆除。两年未复发。

（聂惠民．聂氏伤寒学．学苑出版社，2002.）

【解析】

（编者按）往来寒热、胸胁满闷、脉弦，为少阳枢机不利；脘腹胀满、便干、脉沉弦有力、苔厚色黄，为胆热并于阳明；故宜和解枢机，兼通里实。

第五节　柴胡桂枝干姜汤案

【案例】

某患者，男性，36岁。1949年5月16日初诊。寒热往来，寒多热少，隔日而发。吐痰甚多，口苦，胸闷，心悸，泄泻，小便短少，脉弦细，舌苔薄白。

此为寒疟，宜柴胡桂枝干姜汤加味：柴胡10g，桂枝10g，干姜10g，黄芩10g，天花粉12g，甘草10g，牡蛎30g，草果12g，槟榔10g，青皮10g，陈皮10g，茯苓12g，白术12g，常山6g。

5月22日二诊：药后寒热已净，吐白涎多，心悸，多梦，脉浮缓，苔白，是为血不足而心阳衰弱，宜桂枝加龙骨牡蛎汤加味：川桂枝10g，白芍12g，炙甘草10g，生姜10g，大枣12枚，龙骨30g，牡蛎30g，酸枣仁12g，远志6g，干姜6g，茯苓12g，五味子6g，细辛6g，生白术12g。

5月31日三诊：病邪已去，唯体虚贫血，脉细弱，舌淡白。眠食尚佳，与归脾汤调理而愈。

（张志民．伤寒论方运用法．浙江科学技术出版社，1984.）

【解析】

（编者按）往来寒热、口苦、泄泻、小便不利、脉弦细，为少阳枢机不利兼太阴虚寒；心悸、胸闷、痰多，为上焦阳虚，津液不布。故先以柴胡桂枝干姜汤加行气健脾、除痰截疟之品和枢机、暖太阴，继以桂枝加龙骨牡蛎汤、归脾汤温补心胸阳气、养气血，则疾病可愈。

第四章 自汗盗汗案

《素问·阴阳别论》载“阳加于阴谓之汗”，解释了汗出现象的根本原因。《伤寒明理论》载：“邪气干于卫气，气不能卫固于外，则皮肤为之缓，腠理为之疏，由是而津液妄泄，濈濈然润，漐漐然出，谓之自汗也。”其对于盗汗则解读为“此则邪气侵行于里，乘表中阳气不致，津液得泄，故但睡而汗出，觉则气散于表而汗止矣”。此论对后世医家影响甚深。本章通过桂枝汤、桂枝加附子汤、葛根黄芩黄连汤、麻黄杏仁甘草石膏汤、白虎汤、附子泻心汤、甘草附子汤等类方医案，阐述汗证的辨治思路和各汤证的临证要点。

第一节 桂枝汤案

【案例】

杨某，男，56岁。患有肺痨已逾10年，平素咳痰带血，甚则满口吐血，体倦，盗汗，唯食欲尚可。偶于近日伤风，头痛，身困不舒，恶风，时发微热，微自汗出。诊脉浮缓无力，舌淡尖红，苔薄白。

处方：桂枝4.5g，白芍4.5g，生姜3片，甘草4.5g，大枣4枚，紫菀9g，天冬6g，贝母6g。连服两剂后，表证全解，咳痰带血等症亦有所减轻。

（杜雨茂．伤寒论释疑与经方实验．中医古籍出版社，2004.）

【解析】

（原按）此证显系风邪伤表，营卫失和，非桂枝汤不可解，但素患肺痨，肺阴不足，现咳痰仍带血丝，恐姜桂有伤阴助热之弊，当予照顾，方为妥善。因此为之处桂枝汤原方，另加川贝母、天冬、紫菀等以滋阴清肺治血痰，且制姜桂之辛温。

【案例】

李某，女，53岁。患阵发性发热汗出已经1年多，每天发作两三次，饮食及大、小便基本正常。曾经按阴虚性发热治疗，服药20多剂中药未见效。脉缓而软，舌质淡苔白。

桂枝9g，白芍9g，生姜9g，大枣12枚，炙甘草6g。两剂。服药后啜热稀粥，得微汗出而愈。

（刘渡舟．经方临证指南．天津科学技术出版社，1993.）

【解析】

（原按）此即《伤寒论》之“病人脏无他病，时发热自汗出而不愈者，此卫气不和也。先其时发汗则愈，宜桂枝汤”。

【案例】

姚某，男，56 岁。因冠状动脉粥样硬化性心脏病住院治疗。近日出汗，夜间尤著，醒来浑身尽湿，深受其扰。查结核抗体、血沉、肿瘤指标均为阴性。余诊查时，患者诉夜间汗出，醒后身湿，甚者床单、枕头亦有所累，时有畏寒，感头痛。观其舌脉：舌红苔白微腻，脉浮数。

此为盗汗，治以调和营卫，佐以敛汗。拟方桂枝汤加减：桂枝 8g，白芍 8g，知母 8g，煅龙骨、煅牡蛎各 15g，浮小麦 10g（包煎）。3 剂汗止。

（俞冲．桂枝汤临床治疗汗证．辽宁中医药大学学报，2011.）

【解析】

（原按）盗汗一词，最早见于《金匮要略·血痹虚劳病脉证并治》，“男子平人，脉虚弱细微者，喜盗汗也”。盗汗多伴有心烦、失眠、脉细数、舌红苔少等阴虚内热之症，故医家常称“阴虚盗汗”。正常情况下，阴引阳入则眠。而阴虚不能引阳入内，则浮阳外越。由于浮阳起不到卫外作用，致腠理不固，因而汗出。醒后阳气外达，腠理致密，故汗止。此为阴虚盗汗之总病机。然观仲景之《伤寒杂病论》盗汗并非阴虚之专属。《伤寒论》第 134 条云：“太阳病，脉浮而动数，浮则为风，数则为热，动则为痛，数则为虚，头痛发热，微盗汗出，而反恶寒者，表未解也。”该患者正是邪在于表，故见畏寒、头痛；表热亢盛，而欲内传入里，故见盗汗出。因内入之热不甚，故而白天无明显汗出，然入夜卫气行于阴分，与内热相合，助里热外蒸，则见盗汗尤甚。故顺仲景之旨拟方桂枝汤，和其营卫。

（编者按）方用桂枝、白芍，取法桂枝汤，阴伤加知母，以煅龙骨、煅牡蛎、浮小麦实表敛汗。

第二节 桂枝加附子汤案

【案例】

李某，男，23 岁。1980 年 3 月 6 日初诊。自汗 1 年余，尤其在精神紧张时汗出不止，伴有头眩，夜寐不安，多梦健忘。西医诊断为自主神经功能紊乱，用地西泮、谷维素等药不效，来门诊求治。患者就诊时，汗出不止，头面如洗，遍身衣湿，头晕乏力，精神倦怠，舌质淡红，苔白滑，脉沉。

初诊辨证为表虚不固，曾用桂枝加龙骨牡蛎汤加黄芪治疗，连服 8 剂，头晕稍愈，但汗出不减。细察之，除前症外，尚见四肢厥冷颤抖。辨为卫阳不足，表虚不固，宜调和营卫、温阳益气、固表敛汗。处方：桂枝 20g，白芍 20g，甘草 10g，大枣 5 枚，生姜 10g，附子 10g，煅龙骨 20g，煅牡蛎 20g，麻黄根 15g，党参 15g，黄芪 50g，五味子 15g。服用上方 8 剂后，自汗明显减少，头晕减轻，全身较前有力，但仍手脚厥冷、颤抖。已见初效，继服前方，附子增量为 15g。连服上方 20 剂，附子逐渐增量，最后增至 25g。汗出已止，手足转温，睡眠好转，余症悉除。嘱续用原方 10 剂后，停药观察。后随访患者，1年来已不自汗，诸症皆愈，远期疗效也较满意。

（张琪．张琪临床经验辑要．中国医药科技出版社，1998.）

【解析】

（原按）汗出不止，系卫阳不摄，然四肢厥冷、脉沉，在里元阳不足已显，附子温补元阳、实卫固表，故以桂枝加附子汤获效。

第三节　葛根黄芩黄连汤案

【案例】

邹某，男，43岁。1987年6月18日初诊。患者3个月前偶因感冒，恶寒发热，咳嗽头胀，胸闷气促，服以杏仁薏苡汤，上症已解，唯见晚间夜寐汗出，湿透铺垫。服当归六黄汤、六味地黄丸等，仍汗出如初。诊时得知患者肛门灼热痒痛，大便涩滞，舌苔黄腻，脉濡数。

方用葛根黄芩黄连汤。服药2剂，盗汗即止，肛门舒适。

（邵章祥．葛根黄芩黄连汤的运用．四川中医，1989.）

【解析】

（原按）此内外湿邪相互搏结，蕴郁化热，上蒸于肺，下迫于肠。湿为阴邪，旺于阴分，蒸迫津液，故夜寐盗汗。方用葛根升津透邪、黄芩清热、黄连坚阴、甘草缓中，四味相伍解肌透热，使湿开热透、营卫和谐，则诸症可除。

第四节　麻黄杏仁甘草石膏汤案

【案例】

江某，男，12岁。高热39.5℃，鼻翼扇动，呼吸气粗，汗出而热不解，咳喘，痰色黄稠，舌红，苔黄，脉洪大。

西医诊断为小儿支气管肺炎，治拟宣肺化痰、清热解毒。麻黄9g，生石膏30g，杏仁9g，甘草6g，黄芩15g，金银花15g，鲜鸭跖草30g。5剂。

（姜春华．经方应用与研究．中国中医药出版社，1994.）

【解析】

（原按）汗出而喘乃肺热明证，况发热、痰黄、舌红苔黄、脉洪大均为里热之象。故以清宣肺热之麻黄杏仁甘草石膏汤加减治疗，方用麻黄开腠理，杏仁伍麻黄宣肺气，石膏清肺热，甘草缓麻黄之峻利，则肺热可除，诸症自解。

第五节　白虎汤案

【案例】

朱某，男，25岁。1986年12月5日初诊。患者手足、鼻部汗出溱溱，已达8年之久。身无汗，寐则汗收、寤则汗出，不分四季。近两年来，汗症更甚，特别是握笔书写，转瞬间纸即透湿，苦不堪言。多方治疗，乏效。检视前方，不外益气敛汗、调养心神之品。刻下语声洪亮，双目炯炯有神，舌质淡，苔薄黄，脉弦缓有力。

余先处桂枝汤，不效；次拟验方木通、大枣，亦不效；再予补中益气汤合牡蛎散，更无小效。持脉沉思后，拟方：生石膏45g，知母、怀山药各18g，炙甘草6g，生黄芪30g。服3剂，手足、鼻部自汗较前稍减。又按前方服6剂后，汗出较前明显减少，但增大便稀溏。酌减石膏、知母药量，加陈皮6g，桑叶9g，续服本方15剂后，几年痼疾，竟荡然无存矣。

（林家坤．白虎汤治愈顽固性自汗症．四川中医，1987.）

【解析】

（原按）自汗虽久，然身体壮实，其脉有力，遂为实证。四肢秉气于脾胃，鼻为肺之窍，鼻为胃经之所过，前以温补脾肺之法无效，今宜从清泄入手。《伤寒论》第219条："若自汗出者，白虎汤主之。"方用石膏清热、知母资水源、甘草缓中；方中石膏、知母又为清泄肺胃之品，恐大寒大凉易败脾胃，遂于原方中加山药一味，以固脾气；汗出既久，加黄芪以益气固表。

第六节　附子泻心汤案

【案例】

佟某，女，26岁。患大便干结，数日一次，腹不满，牙床肿痛，口腔溃烂，口渴欲饮，小便黄赤。至午后日暮之时则头面烘热而赤，此症每月一发，多在月经来潮之前，病已一年。始以为胃肠燥热，欲投以调胃承气汤。待视其舌，舌质淡嫩有齿痕，苔白润，脉沉。舌脉与症不合，分明有阳虚之征，于是又仔细询问，方知平素形寒肢冷，汗出恶风，且心下痞，月经提前，量少而色暗，伴腹痛。

此属上热下寒证。制附子12g（水煎煮），大黄、黄连、黄芩各6g（沸水泡渍）。和汁兑服，3剂。服药后牙痛、口渴、汗出、心下痞等症均消，大便转常。按往常月经应提前而至，但此次没有提前。上方加附子为15g，又服3剂后，月经按期而至。

（陈明，刘燕华，李芳．刘渡舟临证验案精选．学苑出版社，1996.）

【解析】

（原按）本案患者口渴、尿黄，知里热已成；火热在胃，则牙床肿痛、口腔溃烂、口渴欲饮；火热郁而不发，故日暮则头面烘热；胃热失于和降，并未成实，故心下痞、大便干结，但腹不满；冲为血海，然血气之化源自水谷，阳明胃气又为冲脉之本，阳明润降则冲气降，气血下达血海而为经，故多在月经来潮之前日暮发热；形寒肢冷、汗出恶风、舌质淡嫩有齿痕、苔白润、脉沉，阳虚之征已显；月经提前、量少而色暗伴腹痛，亦系阳虚胞宫失于温煦之象。此属上热下寒，用附子泻心汤。附子温下寒，三黄清上热，使阴阳调和、水火交济，则诸症自愈。

第七节 甘草附子汤案

【案例】

文某，女，30岁。1973年10月初诊。主诉：产后受病已4年余。头晕汗出，身疼畏冷，夜间尤重。每汗出前，恶寒发热；汗出后，恶寒战栗，不敢出屋，夏天也不离棉衣帽。面色苍白，形体虚弱，精神尚好。舌苔薄白，脉象弦滑弱。

病机：阳气虚损，风湿相搏。治则：助阳气以除风湿。法用甘草附子汤加味：炙甘草25g，附子25g，白术25g，桂枝50g，茯苓40g，白芍20g。水煎分2次服。连服3剂，汗止，身冷头疼均轻。二诊又按上方加当归30g，继服3剂。三诊时诸症痊愈。自感体力未复，要求照方再服3剂，以期早日恢复健康。

（孙华周．甘草附子汤止汗三例．辽宁中医杂志，1980.）

【解析】

（原按）阳虚不化，湿停于表，太阳之气被阻，太阳之气与之相争而欲外越，故见恶寒发热；气旺发越于外则汗出；病本阳虚，汗后阳气更伤，故恶寒战栗。终日不离棉衣、身疼怕冷、面色苍白、形体虚弱、脉弦滑弱，均为阳虚、湿停在表之象。

方用桂枝解表散寒通阳，白芍缓急止痛敛阴，配伍甘草阴阳双运，附子、茯苓、白术祛寒湿、振元阳。

第八节 小柴胡汤案

【案例】

袁某，男，64岁。外感时邪，乍寒乍热，两胁苦满，伴咳嗽有痰，口苦，心烦，至夜间合目则盗汗，湿透衣被，甚以为苦。脉弦有力，舌苔白滑。

此冬令时邪，先犯肺卫，治不如法，乃传少阳。少阳气郁不疏，相火内蕴，逼迫津液外出，故见盗汗。柴胡12g，黄芩10g，半夏10g，生姜6g，党参9g，生石膏15g，炙甘草9g，鱼腥草10g，桔梗6g。服药3剂，盗汗止而诸症愈。

（陈明，刘燕华，李芳．刘渡舟临证验案精选．学苑出版社，1996.）

【解析】

（原按）《伤寒论》载："三阳合病，脉浮大，上关上，但欲眠睡，目合则汗。"今人治盗汗，多从阴虚论治，一般不从阳邪考虑。殊不知少阳本寓相火，邪入少阳，则气郁火蕴；至夜间目合之时，阳入于阴，阳热内迫，则里热更甚，里热甚则逼津外出，亦往往导致盗汗。此亦属于少阳枢机不能主阴阳表里气机出入之变，所以用小柴胡汤解郁利枢而能止其盗汗。

方用小柴胡汤和解少阳，气郁化火加石膏以清散，肺卫受邪以鱼腥草、桔梗清宣。

【案例】

某患者，女，30岁。每年立冬前后出现盗汗不适，以夜半汗出为主，汗后作冷，无手足心发热，纳可，寐安，二便平，舌淡红，苔微黄，脉细，左寸浮。

此属小柴胡汤证，治以和解少阳。方用：柴胡 10g，太子参 15g，黄芩 10g，生甘草 6g，大枣 5 枚，生姜 3 片，红景天 6g。7 剂。药后盗汗愈。

（马瑶，付志红．妙用小柴胡汤治疗夜半盗汗 1 案例．医学信息，2014.）

【解析】

（编者按）“冬至之后，甲子夜半少阳起，少阳之时阳始生”。素体阳盛，冬主封藏，阳气蕴藏，夜半阳始生，两阳相得，阳盛则热，故见夜半盗汗。治以小柴胡汤和解少阳、调节阴阳之枢纽，以太子参、生甘草，益气而不助热。

第五章 头汗案

《伤寒明理论》指出："头者诸阳之会也，邪抟诸阳，津液上凑，则汗见于头也。"其中"邪抟诸阳，津液上凑"一句直指病机核心，同时也暗合《黄帝内经》（简称《内经》）之旨。本章通过大陷胸汤、柴胡桂枝干姜汤、小柴胡汤、栀子豉汤、茵陈蒿汤的类方医案，阐述头汗证的辨治思路和各汤证的临证要点。

第一节 大陷胸汤案

【案例】

龙某，女，50岁。1984年5月30日初诊。近旬来，每日晡时头部汗出，余处无汗。汗出黏手，每日洗头，甚感苦恼。伴有咳嗽、胸痛气急、心下痞满、口渴喜饮、小便不利、大便秘结。舌红，苔黄，脉沉紧。X线胸透检查示右侧渗出性胸膜炎（中量积液）。

脉症合参，系邪热入内，与水互结，内外上下之气格塞，不得通达全身而郁蒸于上致头汗出。治宜峻逐其水、速开其闭。处方：大黄10g，芒硝3g，甘遂2g（研末）。先煮沸大黄，后纳芒硝，冲服甘遂末。服药2剂，大便泻下数次，头汗减轻，予葶苈大枣泻肺汤3剂，汗出止。继用抗痨治疗。

（侯公明．头汗治验二则．湖南中医学院学报，1987.）

【解析】

（原按）本案患者汗出黏手、舌红、苔黄，显系里热使然；头部汗出、余处无汗，知为阳热内郁，不得外越，熏蒸于上；又据其心下痞满、脉沉紧，可知系热与水结之结胸证。故治以峻下逐水之大陷胸汤可获效。

第二节 柴胡桂枝干姜汤案

【案例】

某患者，女性，76岁。2010年8月9日初诊。患者主因间断头晕1个月，加重7天入院。入院后诊断为2型糖尿病，高血压2级，左侧侧脑室前角脑梗死，颈椎病。患者为首次诊断的糖尿病患者，血糖、血压很快得到控制，但头晕症状无改善。刻诊：头晕伴有耳鸣，失眠，口苦，头上有汗，恶心，纳差，心悸，大便不成形，舌质红，苔白腻，脉滑细。

给予柴胡桂枝干姜汤合当归芍药散、小半夏汤加减。处方：柴胡10g，桂枝10g，黄芩10g，党参15g，当归10g，白芍15g，川芎10g，苍术10g，茯苓10g，泽泻10g，陈皮24g，清半夏15g，石菖蒲10g，合欢皮10g，首乌藤10g，炒酸枣仁10g，炙甘草6g，大枣5枚，生姜6g。每日1剂，水煎服。3剂后头晕减轻，再服5剂诸症皆除，睡眠安好，好转出院。

（程保智．柴胡桂枝干姜汤治疗糖尿病体会．中国中医药信息杂志，2011.）

【解析】

（原按）本例口苦、头晕、耳鸣可以辨证为少阳病；有头汗出、心悸表现，宜用桂枝，故选择柴胡桂枝干姜汤为主方；考虑患者恶心是胃气虚，痰饮上犯的表现，还需要用党参合小半夏汤；纳差、大便不成形说明合并太阴病，因为同时还有脑梗死，治疗太阴病的方剂选择当归芍药散比较适合；患者口渴伤津不明显，故而减天花粉、生牡蛎，同时易干姜为生姜。刘渡舟曾在《伤寒论通俗讲话》中谈到柴胡桂枝干姜汤的病机："邪陷少阳，气郁不疏，故胸胁满微结；胆火上炎而灼津，故心烦口渴；热郁不得宣泄而上蒸，故头汗出；正邪纷争，故往来寒热；无关乎胃，故不呕；三焦气机阻滞，所以小便不利；内伤脾气，太阴虚寒，故见腹满或大便溏泻。此证为胆热脾寒。故治以清少阳之热，兼温太阴之寒。"不过此患者"关乎胃"，故而出现恶心，可见临证时病情变化多端，取效在于方剂加减变化的灵活运用。

（编者按）口苦、头晕、耳鸣系病于少阳；头上有汗乃"少阳阳微结"所致；大便不成形、苔白腻、脉滑，太阴虚寒、水湿不化之象已现；其病机确以少阳有热兼太阴虚寒为主，理当投柴胡桂枝干姜汤。然本案方中去干姜，已非柴桂干姜汤方，却仍5剂而愈，乃治以小柴胡汤、四君子汤合方加减，异曲同工也。至于恶心、纳差确属木不疏土、胃气逆上所致，然仲景所以言"渴而不呕"，在于表明少阳之邪转入太阴，未影响胃腑之故，与少阳兼里实的大柴胡汤证之"呕不止"相比，本方用以治疗少阳兼里虚寒证，并非强调临床必不可见呕也。

第三节 小柴胡汤案

【案例】

倪某，女，23岁。1989年10月26日初诊。患者产后两个半月，因受凉出现头身疼痛、发热恶寒而服用速效感冒胶囊，上症基本控制，但又出现头汗不止，恶心纳差，大便干燥，稍动即出汗，脉弦细，苔薄黄。

证属产后血虚，少阳受邪，枢机不利，阳气独胜，迫液外泄。方用柴胡、黄芩、桑叶各10g，半夏、白芍各9g，人参3g（另炖），生姜3片，炙甘草6g，大枣5枚，生龙骨、生牡蛎各30g（先煎）。6剂汗出减轻大半，且大便通畅，继守原方原法。继服6剂，汗止而愈。

（储秀珍．头汗治验．陕西中医，1993.）

【解析】

产后气血虚弱，邪入少阳，正如仲景所言："血弱气尽，腠理开，邪气因入，与正气相搏，结于胁下。”本案患者脉弦细为典型少阳之脉象；少阳阳气郁结，郁热不得外达，熏蒸于上，故见头汗出；少阳枢机不利，胆胃不和，故见恶心纳差、大便干燥。故以小柴胡汤和解少阳为治。据《丹溪心法》中用桑叶“焙干为末，空心米饮调服止盗汗”的记载，用桑叶配龙骨、牡蛎，可共奏疏解少阳、清郁热、止汗之功。

第四节　栀子豉汤案

【案例】

樊某，男，40岁。1984年8月14日初诊。发热，心烦，胸闷腹满，口干喜饮，大便秘结，舌红，苔黄，脉数。辨为阳明腑实证，予小承气汤2剂。二诊：热退，大便通，腹满减轻。但头汗出，胸中烦热，不思食。余悟及《伤寒论》“阳明病下之，其外有热，手足温，不结胸，心中懊侬，饥不能食，但头汗出者，栀子豉汤主之”。此因阳明下早，热留胸膈，下不能达，外不能透，迫邪自胸膈蒸腾于上而头汗出。予栀子豉汤轻泄其热，使邪从上散，2剂尽，病愈。

（侯公明．头汗治验二则．湖南中医学院学报，1987.）

【解析】

（原按）阳明里实已成，乃可下之，本案患者虽见腹满、大便秘结，但其脉数而非沉实，故反映阳热之象有余，但热结成实之象不足，故不可下。

方用栀子清心火，豆豉宣郁热，病证得解。

第五节　茵陈蒿汤案

【案例】

宋某，女，48岁。1984年11月10日初诊。患者诉素嗜饮酒，自1981年始，3年来两腋下及头面部时时大量出汗，尤其冬季，衣常被湿透，冰冷难受，不得已每天几换，但下半身无汗。经某医院内科诊断为自主神经功能紊乱，用复合维生素B、谷维素等治疗无效。外用乌洛托品溶液除臭，反致两腋皮肤过敏，红肿溃烂，颇感痛苦而求中药止汗。余遂与玉屏风散加味、桂枝汤加味，竟腋汗反剧。经细心察问，除上述见症外，尚见面色黄秽，烦渴引饮，每天需喝3瓶热水，消谷善饥，大便秘结，口苦咽干，胸胁苦满，舌红，苔黄厚腻，脉弦滑数有力。诊断：流注。辨证：属湿热郁蒸在里，少阳三焦不利，湿热上蒸。治则：清热利湿，疏利少阳三焦。方剂：茵陈蒿汤合小柴胡汤加减。方药：茵陈30g，柴胡24g，山栀子、大黄、黄芩、半夏、党参各9g，生姜、炙甘草各6g，大枣7枚。水煎服。2剂后大便稍稀，头面腋汗及诸症减半，效不更方，守方再与3剂，诸症尽除，与小柴胡汤改丸善后，随访一年，并无再发。

（钱光明．经方治愈头面腋汗三年医案一则．中国中医药报，2021.）

【解析】

（原按）本例初诊余未详询辨证，套成方与之，用益气固表止汗、调和营卫之剂于湿热内蕴之体，腋汗反剧，实属火上加油，后重温《伤寒论》经文“但头汗出，身无汗，齐颈而还，小便不利，渴饮水浆者，此为瘀热在里，身必发黄，茵陈蒿汤主之”。“今头汗出，故知非少阴也，可与小柴胡汤，设不了了者，得屎而解”。方顿开茅塞。询之素体多湿多痰，加之嗜酒，致湿热内蕴，腑实不通，故见面色黄秽、烦渴引饮、消谷善饥、大便秘结、湿热郁遏，则三焦疏机不利，故见口苦咽干、胸胁苦满，湿热不能外越而上行则头面汗出、下半身反无汗，湿热流注腋下则腋汗不止。正如《杂病源流犀烛·诸汗源流》曰：“有两腋汗……久久不愈者，湿热流注也。”故用茵陈蒿汤以清热利湿通便，合小柴胡汤枢转气机、通利三焦、调上达下、宣通内外，药中病所，使湿热去、三焦畅，故数剂汗止而愈。

第六章　头痛案

《难经·六十难》曰："手三阳之脉，受风寒，伏留而不去者，则名厥头痛；入连在脑者，名真头痛。"因此，《伤寒论》对待头痛一证治法有阴阳表里之别。

本章通过桂枝汤、麻黄汤、吴茱萸汤、十枣汤、桂枝去桂加茯苓白术汤的类方医案，阐述头痛证的辨治思路和各汤证的临证要点。

第一节　桂枝汤案

【案例】

治一湖北人叶君，住霞飞路霞飞坊。大暑之夜，游大世界屋顶花园，披襟当风，兼进冷饮。当时甚为愉快，顷之，觉恶寒，头痛，急急回家，伏枕而睡。适有友人来访，乃强起坐中庭，相与周旋。夜阑客去，背益寒，头痛更甚，自作紫苏生姜服之，得微汗，但不解。次早乞诊，病者被扶至楼下，即急呼闭户，且吐绿色痰浊甚多，盖系冰饮酿成也，两手臂出汗，抚之潮，随疏方，用：桂枝四钱，白芍三钱，甘草钱半，生姜五片，大枣七枚，浮萍三钱。加浮萍者，因其身无汗，头汗不多故也。次日，未请复诊。某夕，值于途，叶君拱手谢曰，前病承一诊而愈，先生之术，可谓神矣！

（曹颖甫．经方实验录．中国医药科技出版社，2014.）

【解析】

（原按）一病一证之成，其病因每不一而足。本案示"风"之外，更有"冷饮"，外为风袭，内为饮遏，所谓表里两病……故见症多一"吐"字，可见病人之证随时变化，决不就吾医书之轨范。而用药可加减，又岂非吾医者之权衡，观本方用生姜五片可知矣。

第二节　麻黄汤案

【案例】

邢某，女，67 岁。1978 年 12 月 18 日初诊。1975 年春节，左面部疼痛，其后逐渐转为剧痛，阵阵发作，持续 3 年之久。在任丘某医院、北京某医院等地诊断为三叉神经痛。经针灸、中西药物治疗，未明显好转。1978 年 12 月 18 日来诊，按太阳证偏头痛论治，两诊而愈。

近日来疼痛加剧，痛甚时脸肿发亮，眼不能睁，夜不能眠，坐卧不宁，生活无法自理。微恶寒，无汗，舌质淡红，苔淡黄润夹白，根稍厚腻。此为太阳伤寒表实证偏头痛，风寒夹湿侵袭，无从达泄。法宜解表开闭、散寒除湿，以麻黄汤加味主之。处方：麻黄10g，桂枝10g，炙甘草18g，杏仁18g，法半夏15g。2剂。

二诊：服药2剂，疼痛明显减轻，余症亦随之好转。原方再服2剂。

三诊：剧痛消失，夜能安睡，精神顿觉清爽，多年痛楚若失，不胜欣喜。舌质正常，苔黄腻退。头部微觉恶风，头左侧尚有轻微阵痛。风邪未尽，尚有病后营卫不和之象，宜祛风解肌，桂枝汤和之，以善其后。处方：桂枝10g，白芍12g，炙甘草10g，生姜15g，大枣20g。服2剂，病愈，遂停药。嘱其免受风寒，观察约两个月，情况良好。

（范中林医案整理小组．范中林六经辨证医案选．辽宁科学技术出版社，1984.）

【解析】

（编者按）六经病均可见头痛，本案患者微恶寒、无汗，为邪犯太阳；参以舌苔淡润、根部厚腻，知为风寒邪气夹湿入侵，表闭不开；病虽久，且表现为侧头痛，但据仲景“阳明、少阳证不见者，为不传也”，可知病仍在太阳。因此，本例偏头痛仍属邪犯太阳，表闭不开，邪无从达泄所致，故治以麻黄汤加味以开表达邪。

第三节 吴茱萸汤案

【案例】

某患者。患头痛，常以帕缠头，发时气火上冲，痛而欲死。外敷凉药，内服清火顺气之品，可以暂安。旋愈旋发，绵延数年，因与友人修理钟表病发，托其转求诊治。见其痛楚难堪，头面发红，但六脉沉细，左关伏而不见。

遂用吴茱萸汤，以补肝阳，两剂而愈，迄今数年，并未再发。

（鲁兆麟．二续名医类案．辽宁科学技术出版社，1996.）

【解析】

（原按）六脉沉细，左关伏而不见，乃厥阴肝经真阳不足，虚火上泛。用清热顺气，只可暂救燃眉，不能治其根本。是以时发时愈。假寒假热，实难分辨。但治病必求其本，乃能除根耳。故以吴茱萸汤，以补肝阳，病乃愈。

第四节 十枣汤案

【案例】

南宗景先生曰：舍妹曾患胀病，初起之时，面目两足皆微肿，继则腹大如鼓，辘辘有声，渴喜热饮，小溲不利，呼吸迫促，夜不成寐。愚本《内经》“开鬼门、洁净府”之旨，投以麻附细辛合胃苓散加减。服后，虽得微汗，而未见何效。妹倩金君笃信西医，似以西医治法胜于中医，于是就诊于某医院，断为肾脏炎症，予他药及朴硝等下剂。便泻数次，腹胀依然，盖以朴硝仅能下积，不能下水也。翌日，忽头痛如劈，号泣之声达于四邻，呕出痰水，则痛稍缓。

愚曰：此乃水毒上攻之头痛，仲景书中曾载此证，非十枣汤不为功，乘此体力未衰之时，可以一下而愈，迟则不耐重剂也。乃拟方用甘遂1g（此药须煨透，服后始不作呕，否则吐泻并作，颇足惊人，曾经屡次试验而知），大戟、芫花（炒）各4.5g，因体质素不壮盛，改用枣膏和丸，欲其缓下。并令侍役先煮红米粥，以备不时之需。服药后四五小时，腹中雷鸣，连泻粪水十余次，腹皮弛缓，头痛亦除。唯神昏似厥，呼之不应。其家人咸谓用药过猛。愚曰：勿惊。《尚书》所云："若药不瞑眩，厥疾勿瘥。"此之谓也。如虑其体力不支，可进已冷之红米粥一杯，以养胃气，而止便泻。如言饮下，果即泻止神清。次日腹中仍微有水气，因复投十枣丸4.5g，下其余水，亦去疾务尽之意。嗣以六君子汤补助脾元，且方内白术一味能恢复其吸收机能。故调理旬日，即获痊愈。

（曹颖甫．经方实验录．中国医药科技出版社，2014.）

【解析】

（编者按）"开鬼门""洁净府"，即发汗、利小便，是中医治疗水肿病的方法，仲景亦曰"腰以下肿，当利小便，腰以上肿，当发汗乃愈"，又言"病人腹大，小便不利，其脉沉绝者，有水，可下之"。因此，水肿的治疗尚可取通腑泄浊之法。本案患者面目两足皆肿，腹大如鼓，辘辘有声，渴喜热饮，小溲不利，显系有水也；据其病情以十枣汤通下治疗而获良效。

该方为峻下逐水之要剂，以大戟破积，芫花下水气，甘遂祛顽痰，方名"十枣"，言虽攻邪为用，然当以大枣扶正为要。

第五节　桂枝去桂加茯苓白术汤案

【案例】

嘉庆戊辰，吏部谢芝田先生令亲，患头项强痛，身疼，心下满，小便不利。服表药，无汗，反烦，六脉洪数，初诊疑为太阳阳明合病，谛思良久曰：前病在无形之太阳，今病有形之太阳也。但使有形之太阳小便一利，则所有病气俱随无形之经气而汗解矣。用桂枝去桂加茯苓白术汤。一服遂瘥。惟夜间不寐。特告曰，此名虚烦，因辛热贻害。若用枣仁、远志、茯神等药，反招集其所遗而为孽。病必复作矣。用栀子豉汤，即愈。

（陈修园．长沙方歌括．福建科学技术出版社，1987.）

【解析】

（编者按）本案患者头项强痛、身疼、无汗，乃因太阳经气不利所致；心下满、六脉洪数，并非阳明胃家实也，据小便不利一症可知，乃水停中焦使然；水停在中，则膀胱无所藏，致太阳经气不利；服表药、反烦、六脉洪数，系标阳气盛之象；此皆因太阳之水不下行，故小便利则愈。

方用桂枝汤打底，去芍药之收敛，加茯苓、白术以利中焦之水湿。

第七章　头眩案

《素问·至真要大论》曰："诸风掉眩，皆属于肝。"指出了肝风病机与眩晕症状的内在联系。《灵枢·卫气》从另一个角度论述："凡候此者，下虚则厥，下盛则热，上虚则眩，上盛则热痛。"指出了眩晕与虚候的相关性，故《伤寒明理论》承其要旨，言"故眩者，责其虚也"，足资借鉴。

本章通过茯苓桂枝白术甘草汤、真武汤的类方医案，说明了头眩证的辨治思路和各汤证的临证要点。

第一节　茯苓桂枝白术甘草汤案

【案例】

段某，女，39岁。1986年4月22日初诊。素体壮，鲜病，前日下班归来，猝然眩晕不支，呈阵发性发作，发时恶心呕吐，吐出物为清水、清涎。身畏寒，手足冷，饮食不思，肠鸣辘辘，大便正常，小便不利。望其面胰体胖，精神萎靡，舌淡红，苔薄白。切得脉象沉细，右手弦。腹诊无压痛。

治当健脾化饮，以温药和之。拟茯苓桂枝白术甘草汤合泽泻汤加味：茯苓30g，桂枝10g，白术15g，炙甘草6g，泽泻15g，半夏15g。2剂。

二诊：眩晕减轻，仍畏寒肢冷，头脑沉闷，舌淡红，苔白微腻，脉来沉弦。药已中的，原方更增温化之品，以求速愈。茯苓30g，桂枝10g，白术15g，炙甘草6g，半夏15g，泽泻15g，附子10g。3剂。

三诊：眩晕再未发作，呕吐亦随之消失，胃纳增，肠鸣止。唯微畏寒，手足不温，原方更服3剂。并嘱饮食调理，保健脾胃，以绝痰饮之源。

（闫云科．经方躬行录．学苑出版社，2009.）

【解析】

（编者按）《金匮要略·痰饮咳嗽病脉证并治》载："脉偏弦者，饮也。"参以呕吐痰涎、水走肠间、沥沥有声、小便不利，脉症相符，属痰饮无疑。

方用茯苓、白术利水湿、健脾土，桂枝、甘草辛甘化阳、扶阳抑阴。加半夏、泽泻，更化痰饮。

第二节　真武汤案

【案例】

马某，女，70岁。1964年4月17日初诊。发现高血压已3年。头晕，头痛，耳鸣不聪，劳累则加重，形体日渐发胖，小便时有失禁，晚间尿频，痰多，怕冷，手足偏凉。饮水则腹胀，饮食喜温，不能吃生冷。血压230/118mmHg。六脉沉细，右甚，舌偏淡苔滑。

属阳虚水泛，治宜温阳化水、健脾化痰。处方：茯苓9g，生白术6g，白芍6g，川附片6g，生姜45g，法半夏9g，生龙骨、生牡蛎各12g。

4月25日二诊：头晕减轻，睡眠好转，血压210/100mmHg左右，自觉症状明显减轻。

（中医研究院．蒲辅周医案．人民卫生出版社，1972.）

【解析】

（编者按）肾为水脏，阳虚则主水无权，故小便失禁、夜尿频；阴邪搏阳，故见头眩、头痛、耳鸣不聪。虽血压升高，亦非阳盛之属。

方用附子温肾阳，茯苓、白术健脾利水，芍药加龙骨、牡蛎息肝风，生姜、半夏降逆。

第八章 咽痛案

《素问·缪刺论》载："邪客于足少阴之络，令人嗌痛，不可内食。"嗌痛者，咽痛也。少阴经脉与咽喉关系密切，《内经》中多有论述，如《灵枢·根结》载："少阴根于涌泉，结于廉泉。"《伤寒论》发明《内经》奥旨，其中对少阴咽痛证的治疗方法更是为后世医家临证变化奠定了基础。

本章通过猪肤汤、桔梗汤、苦酒汤、半夏散及汤、通脉四逆汤、甘草干姜汤、大承气汤等类方医案，论述了咽痛证的辨治思路和各汤证的临证要点。

第一节 猪肤汤案

【案例】

一人春间伤寒，七八日后烦躁咽痛胸闷泄泻，皆作湿热治不效。诊得脉来细急，乃少阴脉象也。夫少阴上火下水而主枢机，水火不交，则脉急胸闷而烦躁，火上咽痛，水下泄泻，此神机内郁，旋转不出，不得周遍于内外之证也。与少阴下利咽痛胸满心烦之论吻合，宜用猪肤六两，刮取皮上白肤，煎汁一大碗，去滓及浮油，加白蜜五钱、谷芽一两，炒香研末，文火熬成半碗，温服之。症稍减，其脉细而短涩，此戊癸不合，以致阳明血液不生，经脉不通之候也。与炙甘草汤宣通经脉，会合阳明，遂脉缓而愈。

（魏之琇．续名医类案．人民卫生出版社，1957.）

【解析】

（编者按）少阴下利属脏寒，少阴之脉循喉咙，其支者，出络心，注胸中。咽痛、胸满、心烦，为肾火不藏，循经上扰。火在上不得下交，水下泄不能上承，水火不相交济。猪为水畜，以其除上浮之虚火，佐白蜜、谷芽，润肺和脾、滋化源、培母气。火降水生，则上热自除而下利止。

第二节 桔梗汤案

【案例】

张某，男，27岁。因操劳办事，导致风邪侵入而咽痛，声嘶，苔薄黄，脉数。拟桔梗汤加味：桔梗15g，甘草10g，薄荷6g，知母10g，玄参10g。3剂而愈。

（李明方．桔梗汤治验．江西中医药，1985.）

【解析】

（编者按）少阴经脉循喉咙，夹舌本，若邪热客于少阴之脉，循经上灼咽喉；或外感风寒客于少阴经脉，阳气郁而不伸，郁热上扰，均可致咽喉红肿疼痛、咽干不适、吞咽不利等，若伴有表证者，应视其感邪之不同加薄荷、桑叶等疏散风热，或加荆芥、防风等辛温解表。本案患者苔薄黄，故加薄荷疏风解表，并加知母、玄参甘寒质润之品以利咽。

第三节 苦酒汤案

【案例】

徐某，男，48岁。患者半年前因患甲状腺癌在某医院行手术治疗，术后1个月余，咽痛胸闷，吞咽不利，于我院外科诊断为甲状腺癌淋巴转移，放疗两个月余，出现头晕乏力，白细胞减少。近5天来病情加剧，伴音哑，饮食不入，心烦失眠。遂住中医科。查体温37.5℃，呼吸18次/分，心率80次/分，血压130/90mmHg。精神萎靡，口唇干皱。咽红，颈部左右不对称，右侧可见约5cm长手术瘢痕，颈静脉未怒张。白细胞计数2.9×10^9/L。观其舌质红，苔黄腻，诊其脉细而滑，盖为痰作怪。急予苦酒汤，饮后面红耳赤，脘闷不安，继吐痰涎约半升，诸症大减，次日音开，语言渐晰。后经中西医结合调治月余，病趋平稳。

（王魁亮，易望丰，辛效毅．苦酒汤之临床治验．新疆中医药，1988.）

【解析】

（原按）甲状腺癌古称“石瘿”，多系气滞、痰浊、瘀毒痼结而成，故治以化痰软坚、行瘀解毒为大法。此患者因已手术、放疗，病延不愈，气血伤损，日趋危重，出现头晕、乏力、咽痛音哑、烦闷不纳，故先用苦酒汤豁痰、开音、利窍，急治其标，然后益气养血，或攻或补再议。

（编者按）方用半夏消肿化痰、苦酒敛疮清虚热、蛋清滋阴，共奏良效。

第四节 半夏散及汤案

【案例】

吴佩玉次女，伤风咳嗽。先前自用疏风润肺止咳之药，不应，转加呕渴咽痛。石顽诊之，六脉浮滑应指，因与半夏散三啜而病如失。

（余震．古今医案按．人民卫生出版社，2007.）

【解析】

（原按）或问咳嗽咽痛而渴，举世咸禁燥剂，今用半夏辄效，何也？曰：用药之权衡，非一言而喻也，凡治病必求其本。此风邪夹饮上攻之暴嗽，故用半夏、桂枝，开通经络、迅扫痰涎，兼甘草之和脾胃。风痰散，营卫通，则咽痛燥渴自已。设泥其燥渴而用清润，滋其痰湿，经络愈壅，津液愈结，燥渴咽痛，愈无宁宇矣。

第五节 通脉四逆汤案

【案例】

周某，忘其年，住邵阳。素禀阳虚，传染阴毒而发阴寒白喉。喉间初现白点，继则白块满喉，饭粒可进，唯饮水及咽津则痛甚，身微热，四肢厥逆。脉沉缓无神，舌苔灰白而滑如结痂状。此即金匮阴毒之为病，咽喉痛五日可治，七日不可治也。

处以蜜炙黑附块三钱，川干姜二钱（蜜炙），炙甘草一钱，童便二大瓢（冲）。一剂知，二剂已。

（何廉臣．重印全国名医验案类编．上海科学技术出版社，1959.）

【解析】

（原按）非助阳不足以破阴，故用附姜之辛热为君，佐以炙甘草，甘平以解毒，使以童便，速祛喉毒从下而泄。

（编者按）阴阳毒者，因疫毒之邪结于咽喉，则咽喉痛。然阴阳毒之病，终乃热毒侵入血分之证，其热毒壅盛、络伤血溢者为阳毒，热毒深伏、络滞血凝者为阴毒，故面色有鲜明及隐晦之别。本案亦系疫毒致病，素体阳虚，疫毒入侵，直入少阴，病从寒化。因少阴之脉循喉咙、夹舌本，寒凝少阴经络，气血凝滞，则白块满喉、吞咽痛甚，并见阴寒内盛而格阳之象。此乃白喉，非《金匮要略》之阴毒也。

第六节 甘草干姜汤案

【案例】

吕某，女，67 岁。患慢性咽部疼痛 10 余年，时作时止。发作时仅以西瓜霜、胖大海等含片润之，略解燃眉。来诊时正值发作，自言痛势不甚，只是干痒难耐，数日不解，不能正常饮食睡眠。查：神疲气怯，面色淡黄，色淡无华，咽部未见明显红肿，舌淡苔润，脉沉缓，双寸无力。曾用过清热泻火之剂，并无显效。

放胆投以甘草干姜汤。处方：甘草 30g，干姜 15g，桔梗 10g。1 剂知，4 剂已。连进 10 剂，年余未发。药仅 3 味，而其效若斯。

（李权英．甘草干姜汤治验举隅．长春中医药大学学报，2009.）

【解析】

（编者按）本案患者之咽痛，其痛势绵绵，红肿不显，定非实热也，而神疲气怯、舌淡苔润、双寸脉无力，属虚寒无疑。投甘草干姜汤，所谓“脾为孤脏，中央土以灌四傍”也。

方用干姜、甘草辛甘化阳、潜敛浮火，桔梗利咽。

第七节 大承气汤案

【案例】

邪入少阴，从火化而为热，脉沉细而数，欲寐，心烦，背恶寒，口燥，咽痛微肿，腹胀痛，大便闭，小便短赤。

热邪内淫方炽，急宜攻热以救阴，所谓急则治标也。方列后：大黄（酒洗）二钱，川厚朴四钱，枳实二钱五分，芒硝二钱。

（马昆，王艳丽．重订补注《南雅堂医案》．人民军医出版社，2009.）

【解析】

（编者按）此案以“攻热救阴”四字为眼目，其大便闭、口燥，为燥屎已成之候。脉虽沉细而数，然当沉取有根，此固然之理。

第八节 麻黄升麻汤案

【案例】

治一妇人，年二十余，腊月中旬患咳嗽，挨过半月，病热稍减，乃勉力支持岁事，正月五日，复咳倍前，自汗体倦，咽喉干痛。至元宵，忽微恶寒发热，明日转为腹痛自利，手足逆冷，咽痛异常，又三日则咳吐脓血。张诊其脉，轻取微数，寻之则仍不数，寸口似动而软，尺部略重则无。

审其脉症，寒热难分，颇似仲景厥阴篇中麻黄升麻汤证。遂与麻黄升麻汤。麻黄6g，升麻3g，当归3g，知母3g，黄芩3g，玉竹3g，白芍1.5g，天冬1.5g，桂枝1.5g，茯苓1.5g，甘草1g，生石膏3g，白术1.5g，干姜1.5g。一剂，肢体微汗，手足温暖，自利即止。明日诊之，脉向和，此后与异功生脉散合服，数剂而安。

（熊寥笙．伤寒名案选新注．四川人民出版社，1981.）

【解析】

（原按）盖始本冬温，所伤原不为重，故咳至半月渐减，乃勉力支持岁事，过于劳役，伤其脾肺之气，故复咳甚于前。至元宵夜忽增恶寒发热，来日遂自利厥逆者，当是病中体虚，复感寒邪之故。热邪既伤于内，寒邪复加于外，寒闭热郁，不得外散，势必内夺而为自利，致邪传少阴厥阴，而为咽喉不利、吐脓血也。

（编者按）据其脉可知此病为阴阳相搏于上而正气已虚，即仲景所云“阳动则汗出，阴动则发热”也。

【案例】

黄某，女，21岁。身发高热，头痛，咽喉肿疼，身现隐约之痧疹，颜色暗淡而不显明，有的深匿皮下。确诊为猩红热。经中西药治疗20余日，无明显效果，渐至饮食不思，精神萎靡，咽喉糜烂，身热不甚，遍体痧疹，隐约皮下，呈黑褐色，面色苍白，舌燥唇焦，口出腐气，腹部胀满，大便水泻，不进饮食，已有2日。诊其脉细数无力，舌质光亮少津。

故疏麻黄升麻汤与之以挽救危急。麻黄 5g，升麻 10g，当归 15g，桂枝 6g，茯苓 24g，知母 10g，黄芩 10g，玉竹 15g，白芍 15g，天冬 12g，生石膏 18g，白术 10g，干姜 10g，外加金银花 30g，板蓝根 12g。外用吹喉散：真猴枣 0.6g，大濂珠 0.6g，犀黄 0.3g，西月石 10g，薄荷脑 0.3g，冰片 0.15g。研细末吹喉中。1 剂后，遍身微微汗出，头面前胸痧疹外布，体温 38℃，大便泄泻已止，精神已觉清爽。3 剂后咽痛减轻，身已不热，略思稀糜，后减干姜、桂枝、麻黄，连服 5 剂，咽疼大减，饮食增加，精神恢复，继以清热解毒和胃之剂调理而愈。

（邢锡波．伤寒论临床实验录．天津科学技术出版社，1984.）

【解析】

（原按）此为热毒闭下不能外达，而上壅于咽喉，故咽喉糜烂肿痛，由于热毒壅闭，身发高热致使体内的津液尽被劫夺。更兼医者过用苦寒之剂损伤中气，以致元气大伤，脾胃颓败，机体抗病之功能不足以抵御病邪之侵袭，故身热不甚而病势垂危。当此邪盛体衰之际，攻邪则正气不支，补正则邪气壅滞，更兼中上颓败，泄泻不止，不固中气则无以扶正气，温补中气，又咽喉肿痛不利。在此复杂垂危情况下，用寒热并用清补兼施之法，同时宣散郁毒，使毒气外泄以分散其上攻之势。此宣表清里、温中暖下、生津解毒的方剂只有麻黄升麻汤为适用之方。

（编者按）斑为阳明热毒，疹属太阴风热。诚如叶桂所言："斑疹皆是邪气外露之象，发出宜神情清爽，为外解里和之意。如斑疹出而昏者，正不胜邪，内陷为患，或胃津内涸之故。"该患者邪热伏肺，热毒壅闭，又疗以苦寒致中气大伤，投麻黄升麻汤获效。

第九章　咳嗽案

《素问·咳论》载："皮毛者，肺之合也，皮毛先受邪气，邪气以从其合也。其寒饮食入胃，从肺脉上至于肺，则肺寒，肺寒则外内合邪，因而客之，则为肺咳。"伤寒之咳多由外感风寒而起，《伤寒明理论》载："肺主气，形寒饮冷则伤之，使气上而不下，逆而不收，冲击膈咽，令喉中淫淫如痒，习习如梗，是令咳也。"

本章通过小青龙汤、真武汤等类方医案，论述了咳证的辨治思路和各汤证的临证要点。

第一节　小青龙汤案

【案例】

龚某，男，66岁。1991年4月26日初诊。素有慢性气管炎及习惯性便秘。3个月前口鼻气臭，头目昏眩，心下痞闷不舒，咳吐涎沫不止。4月3日起小便次数增多，夜间遗尿，4月10日起遗尿达三四次，经多方治疗不效。近日外感风寒，咳嗽加重，不能平卧，遗尿一夜达8次，形体消瘦，面色㿠白，喘息气急，唇口发绀，咳吐白色泡沫痰涎。舌淡，苔白厚滑，脉浮弦。

证属外感风寒，寒饮犯肺。治宜解表蠲饮，拟小青龙汤。处方：麻黄、桂枝、甘草各5g，姜半夏、白芍各10g，细辛、五味子、干姜各3g。水煎分2次热服。3剂后，身微汗出，咳喘大减，夜间遗尿减至3次。原方连进7剂，诸症皆消。续服肾气丸月余善后，随访年余未复发。

（黄道富，肖美珍．小青龙汤新用．新中医，1993.）

【解析】

（原按）患者素有寒饮内盛，复感风寒，外寒与内饮郁遏于肺，肺失清肃，宣降无权，肾水不摄，膀胱开阖失司，以致遗尿频频。方用小青龙汤，取麻黄、桂枝解表散寒；干姜、细辛、五味子、半夏开肺气、散寒饮；甘草、白芍敛阴。诸药合用，寒解饮去，在上之肺气宣通，治节有权，在下之肾水固摄，膀胱开阖有节，下病上治，故遗尿顽症乃愈。

第二节　小柴胡汤案

【案例】

孙某，女，47岁。从小咳嗽至今，历40年，每年秋末发作，冬季较甚，夏季自愈。在发作期间，昼轻夜重，甚则难以入眠，痰多而稀，喉咙发痒，从其神色形态来看，无明显的病容表现。窃思此病已数十年，患者服药较多，不见效果，一般治咳之剂，已经用过，若不另想方药，恐难取效。

忆起陈修园《医学实在易》治咳论中有云“胸中支饮咳源头，方外奇方勿漫求，更有小柴加减法，通调津液治优优”，考虑用此方较为合适。遂欣然疏方，以观其效。柴胡 9g，半夏 9g，黄芩 9g，党参 9g，五味子 9g，甘草 6g，生姜 9g，大枣 4 枚。水煎服。上方服 1 剂后即能安然入眠，服 4 剂后咳嗽已去大半，继服数剂而咳止。

（张磊．略谈小柴胡汤桂枝汤方证及其在临床上的运用．河南中医学院学报，1979.）

【解析】

（原按）本证并没有小柴胡汤证的典型症状，但遵“若咳者去人参、大枣、生姜，加五味子半升，干姜二两”的垂训，根据患者的具体情况，只增五味子一味，竟能起数十年之咳于数日，乃因“上焦得通，津液得下，胃气因和”故也。此证为风寒之邪，夹津液而上聚于膈中，以致咳嗽不愈。用此方以通其上，即和其中，和其中则愈通其上，如此则三焦通畅、津液得行，其咳自愈。

第三节　真武汤案

【案例】

洪某，女，56 岁。1987 年 11 月 28 日初诊。患咳喘 5 年，每遇气温转寒，而咳喘增剧，今值初冬，气温骤降，宿恙具发，昼夜咳喘，不能平卧，痰多稀薄，形寒背冷，面色㿠白，肢末欠温，溲短便溏，苔白滑润，脉沉细滑。

证属脾肾阳虚，水气犯肺之候，以真武汤加味。药用：茯苓 15g，生姜、干姜、白术、制附子、白芍各 10g，细辛、五味子各 3g。服 5 剂后咳喘大减，诸症亦趋缓解，守效方共服 20 余剂告瘥，后予香砂六君丸调治一冬，以资巩固。

（沈才栋．真武汤的临床运用．陕西中医，1992.）

【解析】

（编者按）本案患者咳嗽遇寒加重，伴见形寒背冷、面色㿠白、肢末欠温，为少阴元阳亏虚；其痰多稀薄、溲短便溏、苔白滑润、脉沉细滑，为水饮不化之象。故以真武汤温阳化气行水，加细辛、五味子、干姜，合小青龙汤法，此仲景家法定式，以温肺敛肾、止咳平喘。

第四节　猪苓汤案

【案例】

王某，男，60 岁。素日体弱，嗜烟，因感冒咳嗽月余，前医以红霉素、鱼腥草治疗四五日无效。审其症见咳嗽白痰略黄，咳吐不爽，口微渴，胸闷，舌红无苔而津多，脉细而濡，吾始认为乃表邪入里化热，耗伤肺胃之阴，与沙参麦冬汤加减治之。药后非但诸症不减反见气短，咳痰黏腻稠白，不欲食，大便溏。

细思良久，乃水热互结之咳嗽耳。《伤寒论》云："少阴病下利六七日，咳而呕渴，心烦不得眠，猪苓汤主之。"治以润燥清热利水，处以猪苓汤：阿胶30g（烊服），猪苓12g，茯苓10g，泽泻6g，滑石24g。服上方2剂后，诸症大减，舌苔红润，脉细缓，再拟调理脾肺之剂而愈。

（刘怀德．猪苓汤治愈咳嗽1例．山西中医，1987.）

【解析】

（编者按）本案患者感冒后咳嗽迁延月余，见痰黄、口渴、舌红无苔、脉细，显为阴伤有热之象；然观其舌脉，虽无苔但见津多，脉细中见濡，又知有水饮不化；故仅用沙参麦冬汤润燥非但不效，反增便溏、不食、咳痰黏腻等新症，皆因滋腻之品更碍水饮。阴虚有热，水气不利，与猪苓汤滋、行并施，正对病机，故获佳效。

方用猪苓、茯苓、泽泻行水化，阿胶以资营阴布散，滑石以滑利关窍。

第五节　四逆散案

【案例】

王某，女，54岁。咳嗽月余，咳嗽咽痒，痰少而黏。咳嗽夜间尤甚，因频发阵咳而影响睡眠。咳甚胸胁满闷掣痛，伴口干而苦，苔薄黄，脉弦。选用疏肝理气、透解郁热的四逆散加减。处方：柴胡10g，枳实10g，白芍15g，杏仁10g，桑白皮12g，瓜蒌皮10g，浙贝母10g，地龙12g，焦栀子10g，枇杷叶12g，甘草5g。水煎服，日2次。服药5剂，咳嗽胁痛大减，已能安睡。守方再进3剂，咳止病愈。

（朱崇华，罗晓改．四逆散的临床应用．河南中医，2005.）

【解析】

（原按）肝咳一证，最早见于《素问·咳论》，其载肝咳之状，咳则两胁下痛，甚则不可以转，转则两胠下满。其病机关键为肝的疏泄条达功能失职，肝郁化火，上犯肺金，失其清肃，气逆作咳。用疏肝理气、透解郁热的四逆散，与肝咳的病机甚为合拍。方中柴胡、枳实疏肝行气、调畅气机，白芍、甘草缓急舒挛，再加杏仁、浙贝母、桑白皮、枇杷叶、瓜蒌皮、焦栀子等宣泄肺热、降气止咳，诸药合用，病证自除。

第十章 喘 案

《灵枢·五邪》载“邪在肺，则病皮肤痛，寒热，上气喘”，指出喘证是邪气客肺的一个表象。《灵枢·经脉》论及手太阴肺经，提到“是主肺所生病者，咳，上气，喘喝”。《伤寒明理论》则对伤寒之喘作了进一步阐述：“肺主气，形寒饮冷则伤肺，故其气逆而上行，冲冲而气急，喝喝而息数，张口抬肩，摇身滚肚，是为喘也。”

本章通过桂枝加厚朴杏子汤、麻黄汤、小青龙汤、麻黄杏仁甘草石膏汤、葛根黄芩黄连汤、大承气汤的类方医案，阐释喘证的辨治思路和各汤证的临证要点。

第一节 桂枝加厚朴杏子汤案

【案例】

刘某，男，33 岁。1994 年 1 月 25 日初诊。感冒并发肺炎，口服抗生素类药物，肌内注射青霉素，身热虽退，但干咳少痰，气促作喘，胸闷。伴头痛，汗出恶风，背部发凉，周身骨节酸痛，阴囊湿冷。舌苔薄白，脉来浮弦。

证属太阳中风，寒邪迫肺，气逆作喘。法当解肌祛风、温肺理气止喘。桂枝 10g，白芍 10g，生姜 10g，炙甘草 6g，大枣 12g，杏仁 10g，厚朴 15g。服药 7 剂，咳喘缓解，仍有汗出恶风，晨起吐稀白痰。上方桂枝、白芍、生姜增至 12g，又服 7 剂，咳喘得平，诸症悉除。后至医院复查，肺炎完全消除。

（陈明，刘燕华，李芳．刘渡舟临证验案精选．学苑出版社，1996.）

【解析】

（编者按）本案喘而兼见头身疼痛、汗出恶风、脉浮，显为太阳表邪不解，逆于胸肺之喘，故以桂枝加厚朴杏子汤治之。方用桂枝汤调和营卫，加厚朴行滞、杏仁宣肺，以全功。

第二节 麻黄汤案

【案例】

靖邑雅溪李谦恭先生，念切济人。庚辰春，予游靖邑，萍踪契合，相与讲论医理，私心折服。时其族弟龙海，首夏时辍耕归卧，呼之不应，移时谵语，云“遍野大雪，满庭飞雀”，其母仓皇。李君邀予往诊，六脉浮紧有力，面如醉人，张目疾视，鼻鼾气喘，四肢战动，两手紧握，小便自遗，似中风脱证。

予思果系脱证，脉必沉散，何得浮紧？手必直撒，何能握固？由此推之：面如醉人者，阳气拂郁也；张目直视者，寒涩血也；鼻鼾气喘者，阴寒上蔽清道，呼吸为之不利也；四肢战栗者，诸寒收引，气血流行之道艰也；小便自遗者，膀胱为寒所逼也，况阴邪盛则见雨雪，目昏眩则见雀飞，正合太阳寒伤营证。用麻黄汤大剂灌之，汗出神清，但觉周身疼痛。予闻其素患失血，今被发汗，必血不荣筋，所以疼痛，改用祛风养血之药，二剂而安。

（方略．尚友堂医案．上海中医学院出版社，1993.）

【解析】

（编者按）感邪较甚，寒邪两伤太阳、阳明。太阳经气从胸中出，阳明经脉又主胸膺，表闭不开，阳明经气亦内壅而不达，则胸肺之气不利，鼻鼾气喘；寒邪收引，卫遏营郁，肌表失于温养，则寒战、两手紧握；寒闭经表，阳明燥热之气内郁，拂郁于面，则面红如醉；上扰心神则谵语；平日素患失血，又营阴郁滞，目不得血，则张目疾视。执方则泥，用变则神，本案非有神助，无非对医理娴熟耳。

第三节 小青龙汤案

【案例】

柴某，男，53岁。1994年12月3日初诊。患咳喘十余年，冬重夏轻，多家医院均诊为慢性支气管炎，用中西药治疗而效果不显。就诊时，患者气喘憋闷，耸肩撷肚，咳吐稀白之痰，每到夜晚则加重，不能平卧，晨起则吐痰盈杯盈碗，背部恶寒。视其面色黧黑，舌苔水滑，切其脉弦，寸有滑象。

断为寒饮内伏，上射于肺之证，为疏小青龙汤：麻黄9g，桂枝10g，干姜9g，五味子9g，细辛6g，半夏14g，白芍9g，炙甘草10g。服7剂咳喘大减，吐痰减少，夜能卧寐，胸中觉畅，后以《金匮要略》桂苓五味甘草汤加杏仁、半夏、干姜正邪并顾之法治疗而愈。

（陈明，刘燕华，李芳．刘渡舟临证验案精选．学苑出版社，1996.）

【解析】

本案患者面色黧黑、舌苔水滑、脉见滑象，均为水湿内停之象。“诸病水液，澄澈清冷，皆属于寒”，该患者咳喘见痰多稀白、背部恶寒，为寒饮内扰于肺，肺失宣降所致，与小青龙汤证机相符。

本案用小青龙汤原方，麻黄、桂枝发汗通阳，芍药、甘草化合敛阴，佐半夏、干姜、五味子、细辛以祛寒饮。

第四节 麻黄杏仁甘草石膏汤案

【案例】

张某，男，18岁。患喘证颇剧，已有五六日之久，询其病因为与同学游北海公园失足落水，经救上岸，一身衣服尽湿，乃晒衣挂于树上，时值深秋，金风送冷，因而感寒。请医诊治，曾用发汗之药，外感虽解，而变为喘息，撷肚耸肩，病情为剧。其父请中医高手，治以生石膏、杏仁、鲜枇杷叶、甜葶苈子等清肺利气平喘之药不效，经人介绍，延余诊治。切其脉滑数，舌苔薄黄。

余曰：肺热作喘，用生石膏清热凉肺，本为正治之法，然不用麻黄之治喘以解肺系之急，则石膏弗所能止。乃于原方加麻黄 4g，服 1 剂喘减，又服 1 剂而愈。

（陈明，刘燕华，李芳．刘渡舟临证验案精选．学苑出版社，1996.）

【解析】

（原按）肺喘一证，从外邪论有寒、热之分，从内因言则有虚、实之不同。本案为肺热作喘，以表证已解、舌苔薄黄、脉象滑数为验也。本当用麻黄杏仁甘草石膏汤清热宣肺以止喘，可惜前医不识本方运用之真谛，一见热象，便弃去麻黄，只用石膏清肺热，不用麻黄宣肺气，肺系之急不得解，则气喘终不能愈。故刘渡舟于原方中补入麻黄一味，全其仲景之意，故仅服两剂即安，足见仲景方配伍之奥妙也。刘渡舟认为，麻黄为治喘之良药，寒热咸宜。与干姜、细辛、五味子相配则治寒喘，与石膏、桑白皮配伍则治热喘，与杏仁、薏苡仁相配则治湿喘。除心、肾之虚喘必须禁用外，余则无往而不利。

第五节　葛根黄芩黄连汤案

【案例】

白某，男，60 岁。1996 年 5 月初诊。患咳喘病数年，诊为过敏性哮喘。每年夏初之季，咳嗽，喘息发作，咳嗽有痰，时伴黄痰，胸闷气短，甚则平卧诸症加重，服中西药治疗，但仍有复发。患者素体较弱，唯喜饮酒，大肠湿热，经常腹泻，日 1～3 行。近日喘咳复作，脉沉略滑数，苔淡黄。

证属大肠湿热，熏蒸于肺而致喘，治以清热利湿、理肺平喘。宗葛根黄芩黄连汤加桑白皮、川贝母、茯苓、炙百部。7 剂，水煎服用，药后咳喘渐轻，守方调治两个月，喘利皆平。次年未见复发。

（聂惠民．聂氏伤寒学．学苑出版社，2002.）

【解析】

（编者按）患者素喜饮酒，酒乃湿热之品，观其苔淡黄，脉沉略滑数，为湿热之明证。故其腹泻为大肠湿热所致；其咳喘胸闷亦为大肠湿热，上干于肺所致；湿热熏蒸，炼液为痰，故时有黄痰。方用葛根黄芩黄连汤立法，葛根升津液，黄芩、黄连燥湿热，甘草缓中，并加桑白皮泻肺平喘；加川贝母、百部润肺化痰；加茯苓健脾利湿。

第六节　大承气汤案

【案例】

苏州柴行倪姓，伤寒失下，昏不知人，气喘舌焦，已办后事矣。余时欲往扬州。泊舟桐泾桥河内，适当其门，晚欲登舟，其子哀泣求治。余曰：此乃大承气汤证也，不必加减，书方与之。戒之曰：一剂不下则更服，下即止。遂至扬，月余而返，其人已强健如故矣。古方之神效如此。凡古方与病及证俱对者，不必加减，若病同而证稍有异，则随证加减，其理甚明，而人不能用。若不当下者反下之，遂成结胸，以致闻者遂以下为戒。颠倒若此，总由不肯以仲景《伤寒论》潜心体认耳。

（徐灵胎．洄溪医案．上海浦江教育出版社，2013.）

【解析】

（编者按）本案患者当下不下而昏不知人、气喘舌焦，显为阳明腑实证。其气喘为燥屎内阻，腑气不降，肺失宣肃所致。阳明燥热循经上扰，则昏不知人；燥热内烁，津液耗竭，则见舌焦。由于病之根本在于腑实，因此应上病下取，急投大承气汤，以下热结、通腑气，则可神清喘平，诸症自愈。

本案以原方对治，应手取效，可见经方本有一定之法度，脉症相应则不必加减。

第十一章　心悸案

心悸一证在《内经》中的论述较少，而在《伤寒论》中则有详细的治法，《伤寒明理论》中载："心悸之由，不越二种，一者气虚也，二者停饮也。"

本章通过桂枝甘草汤、小建中汤、炙甘草汤、茯苓甘草汤、桂枝加桂汤、茯苓桂枝白术甘草汤、真武汤、四逆散、小柴胡汤的类方医案，阐释心悸证的辨治思路和各汤证的临证要点。

第一节　桂枝甘草汤案

【案例】

林某，男，39 岁。1960 年 8 月 10 日初诊。自诉心悸而痛喜按，十多天来服许多止痛药均罔效，大小便正常，时有自汗出。诊其六脉微缓，舌白滑。

诊断为虚痛，用桂枝甘草汤（桂枝六钱、甘草三钱）顿服，服后痛即消失。

（胡梦先．伤寒论方剂的疗效．福建中医药，1964.）

【解析】

（编者按）本案患者心悸痛而喜按，故属虚，系阳虚心脉失于温煦则悸痛；又见自汗出，汗为心之液，此为心阳亏虚而不摄敛之汗。方用桂枝甘草汤，辛甘化阳，以资心气，依法顿服，味少力专，以振奋心阳，一剂而悸痛止。

第二节　小建中汤案

【案例】

李某，女，24 岁。9 年前因心动过速行心脏射频消融术治疗痊愈。几天前感冒后出现心烦，心悸，懒言少动，纳差，便秘，偶尔失眠，月经量少色淡，经期提前 3 ~ 5 天，舌体瘦，舌尖红苔薄，脉细数。心电图提示窦性心动过速，心率 108 次/分。

诊断为心悸。治以建中补脾、调和气血。方用小建中汤加减。药用：桂枝 10g，炙甘草 10g，大枣 10g，白芍 20g，生姜 10g，饴糖 50g，黄芪 30g，当归 10g。日 1 剂，水煎 300mL，分早中晚 3 次饭后温服，连服 9 剂，心率 87 次/分，以八珍益母汤收功。

（庹小刚．小建中汤治疗心动过速 1 例．实用中医药杂志，2016.）

【解析】

（原按）《伤寒论》曰："伤寒二三日，心中悸而烦者，小建中汤主之。"患者主诉心烦，心中悸动不安，有是病即用是方，正切合小建中汤病机。患者心中动悸，神烦不宁者，必因里气先虚，心脾不足，气血双亏，复被邪扰而成。太阳与少阴为表里，太阳为外防，心主为宫城，里虚邪扰，气血不足，心无所主则悸，神志不宁则烦。治以小建中汤外和营卫、内益气血，安内以攘外。黄芪、当归补气血，有表里兼顾之妙。方中桂枝汤调脾胃、和阴阳，倍用白芍以增益营血，加饴糖以温养脾胃，而与白芍合用，又有酸甘化阴之功，黄芪、当归气血双补。脾胃调和，气血充足，心悸自宁。

（编者按）此案脉应见弦象，即仲景所云“阳脉涩、阴脉弦”是也。否则其气血不足乃中虚自馁而成，属人参、白术、黄芪、甘草所主，非土为木困之气弱血滞也。小建中汤重用芍药通血以调气，气调中土始旺，并以饴糖助旺。

第三节　炙甘草汤案

【案例】

王某，男，36岁。1995年8月16日初诊。自述心悸气短、胸闷憋胀3年，在某医院做心电图检查提示心率52次/分，诊为心动过缓。曾用参麦、复方丹参注射液等，症状暂缓，近日操劳过度，心悸加重并伴乏力。于8月9日晚，突然心悸胸闷，气促汗出，口干舌燥，畏寒肢冷，时欲大便，眩晕欲倒，急送当地医院抢救，心电图检查：心率44次/分，经吸氧、静脉滴注（药名不详），住院数日后，心率达55次/分后出院。为求用中药彻底治疗，慕名请刘渡舟诊治。刻下：心悸胸闷，气短乏力，口干不欲饮，畏寒肢冷（正值炎暑，身着夹克），大便3日未行，舌淡苔少，脉沉迟时结。

证属心阴阳两虚，以心阳虚为主之心悸证。治宜温阳通脉、气血阴阳并补，拟《伤寒论》炙甘草汤合麻黄附子细辛汤：炙甘草15g，红参10g（另炖），桂枝15g，生姜10g，麦冬30g，生地黄30g，阿胶15g（烊化），大枣15枚，火麻仁10g，熟地黄20g，蜜麻黄5g，炮附子8g，细辛5g。5剂，每日1剂，清酒合水各半煎，每日两次分服。药尽，患者心悸胸闷、气短诸症明显减轻，大便日行一次，已着单衫，脉沉无力、结象消失，脉率可达60次/分。上方减火麻仁，又投7剂。服后，患者又欣然来诊，自述神清气爽，料病已愈。诊其脉率，已达68次/分。刘渡舟令再取7剂。隔日1剂，以巩固疗效。

（陈明，刘燕华，李芳．刘渡舟临证验案精选．学苑出版社，1996.）

【解析】

（原按）认识疾病在于证，治疗疾病则在于方。总观是证，为心阴阳两虚，尤以心阳虚为主，其治必从阴阳两方面权衡，用《伤寒论》炙甘草汤，当属合拍。然炙甘草汤补心阴之力大，补心阳之功稍逊。而患者又偏以心阳虚为主，故合用《伤寒论》麻黄附子细辛汤，以补偏救弊，并非取其温经解表，而用于鼓动心阳，以治心动过缓，故使数年顽疾得愈。又曰：合方中虽有麻黄一药，汝等勿虑其有发汗亡阳之弊，因“麻黄得熟地黄则通经络而不发表”，验诸临证，其言不欺。

第四节　茯苓甘草汤案

【案例】

阎某，男，26岁。患心下筑筑然动悸不安，腹诊有振水音与上腹悸动。三五日必发作一次腹泻，泻下如水，清冷无臭味，泻后心下之悸动减轻。问其饮食、小便，均尚可。舌苔白滑少津，脉弦。

辨为胃中停饮不化，与气相搏的水悸病证。若胃中水饮顺流而下趋于肠道，则作腹泻，泻后胃饮稍减，故心下悸动随之减轻。然去而旋生，转日又见悸动。当温中化饮为治，疏方：茯苓24g，生姜24g，桂枝10g，炙甘草6g。药服3剂，小便增多，而心下之悸明显减少。再进3剂，诸症得安。自此之后，未再复发。

（陈明，刘燕华，李芳．刘渡舟临证验案精选．学苑出版社，1996.）

【解析】

（编者按）本案患者因胃中停饮，故可诊及振水音；水气相搏则心下动悸；若水饮下趋肠道则下利；苔滑脉弦皆为水饮内停之象。与仲景所论茯苓甘草汤证脉症相符，故投以茯苓甘草汤温胃化饮获效。

此方为苓桂术甘汤之变局，去术加姜，以茯苓、生姜散表里之水饮，桂枝、甘草辛甘化阳以资心气。

第五节　桂枝加桂汤案

【案例】

刘右，初诊，九月十六日。始病中脘痛而吐水，自今年六月每日晨泄，有时气从少腹上冲，似有瘕块。气还则绝然不觉。此但肝郁不调，则中气凝滞耳。治宜吴茱萸汤合理中。淡吴萸四钱，生潞党五钱，干姜三钱，炙草三钱，生白术五钱，生姜三片，红枣十二枚。

二诊：九月十八日。两服吴茱萸合理中汤，酸味减而冲气亦低，且晨泄已全痊。惟每值黄昏，吐清水一二口，气从少腹夹痞上冲者，或见或否。治宜从欲作奔豚例，用桂枝加桂汤，更纳半夏以去水。川桂枝三钱，白芍三钱，生草钱半，桂心钱半，制半夏五钱，生姜五片，红枣七枚，服后痊愈。

（曹颖甫．经方实践录．中国医药科技出版社，2014.）

【解析】

（编者按）本案患者病之初为中焦阳虚，肝寒气逆，故治以吴茱萸汤合理中汤。药后仍有吐清水，黄昏而作，时有气从少腹上冲，显为心肾阳虚，阴寒上逆，正合桂枝加桂汤之证机，更加半夏以去水，使气不自中焦而逆，则诸症皆除。

方用桂枝汤，加桂者，平冲之用。

第六节 茯苓桂枝白术甘草汤案

【案例】

陆某，男，42岁。形体肥胖，患有冠心病心肌梗死而住院，抢治两个月有余，未见功效。现症：心胸疼痛，心悸气短，多在夜晚发作。每当发作之时，自觉有气上冲咽喉，顿感气息窒塞，有时憋气而周身出冷汗，有死亡来临之感。颈旁之血脉又随气上冲，心悸而胀痛不休。视其舌水滑欲滴，切其脉沉弦，偶见结象。

辨为水气凌心，心阳受阻，血脉不利之水心病。处方：茯苓30g，桂枝12g，白术10g，炙甘草10g。此方服3剂，气冲得平，心神得安，诸症明显减轻，但脉仍带结，犹显露出畏寒肢冷等阳虚见症，乃于上方加附子9g，肉桂6g，以复心肾阳气。服3剂手足转温，而不恶寒，然心悸气短犹未全瘳，再于上方中加党参、五味子各10g，以补心肺脉络之气。连服6剂，诸症皆瘥。

（陈明，刘燕华，李芳．刘渡舟临证验案精选．学苑出版社，1996.）

【解析】

（编者按）本案患者由于心阳虚衰，坐镇无权，水寒之气上凌，故觉有气上冲，冲至心胸则心痛、心悸、气短；冲至咽喉则憋气窒息、有濒死感；舌水滑、脉沉弦皆为水饮内停之象。刘渡舟将由水气上冲所致的冠心病称为水心病，其病总因心、脾、肾阳虚，水不化气而内停，成痰成饮，上凌无制而成。先以茯苓桂枝白术甘草汤，温振中上阳气以利水，继以肉桂、附子温复心肾阳气，正合病机。

方用茯苓利水饮、白术崇脾土以制水，桂枝、甘草辛甘化合，以振心阳、消阴翳。

第七节 真武汤案

【案例】

倪某，女，42岁。1979年9月14日初诊。主诉：心悸近两个月，发热20余日。现病史：患者近来经常感冒，扁桃体发炎，心悸。上个月于某医院诊断为病毒性心肌炎，住院治疗。心悸，气急，乏力，体温38.2℃。经用多种抗生素静脉滴注20多日，仍发热不退，心力衰竭，已两次报病危。后用生脉散加清热解毒剂，体温不降，且心悸加重。患者要求出院，后延余诊治。症见患者卧床欲寐，无神懒言，语声低微，心悸甚，气急，眩晕，面浮足肿，汗出，体温38℃，不思饮食。脉细微而结，舌淡苔薄白。

诊为心肾阳虚，虚阳外浮，水气凌心。宜温阳镇水、引火归原。予真武汤原方，2剂（嘱1日1剂）。附片60g（久煎），茯苓、白术各15g，杭白芍12g，生姜3片。两日后复诊：体温降至36.8℃，精神好转，心悸减，汗少，已不眩晕，饮食渐进，脉沉细时结，舌淡苔薄白。以上方加肉桂、远志、砂仁，调理月余而痊愈。

（顾树华．真武汤的临床应用．云南中医杂志，1990.）

【解析】

（编者按）患者心悸、发热，前医相继以抗生素、清热解毒剂频伤阳气，终使邪入少阴，故见脉细微而欲寐。少阴阳虚，虚阳外浮，则发热不解；阳虚不化，水气上凌，则心悸、眩晕。故治用真武汤温补少阴元阳，以温镇寒水。

首诊治以真武汤原方，唯附子重用，足见沉疴当以重剂起之，脉症相应，应手起效。

第八节　四逆散案

【案例】

黄某，女，35岁。1992年9月26日初诊。6天前因情志不畅出现阵发性心悸，每发作必以手按心下则心悸减轻，伴周身酸软，胸脘痞满，食欲不振，心烦易怒，喜叹息，手足凉且麻。舌苔白腻，脉弦细数。听诊：心率100～110次/分，偶可闻及期前收缩。心电图示窦性心动过速、房性期前收缩。

证属肝郁气滞，心阳不振。治应疏肝解郁，佐以壮心阳。方以四逆散合桂枝甘草汤。处方：柴胡、白芍各12g，枳实10g，桂枝、甘草各6g。水煎服3剂。复诊除手足麻木外，余症减轻。舌苔白，脉弦细。上方加川牛膝15g，连服6剂后诸症消失。复查心电图恢复正常。半年后随访未复发。

（隋登明，王桂枝．四逆散在心血管疾病中的应用举隅．实用中医药杂志，1999.）

【解析】

（原按）上述病例，其发病为情志不畅所致。在生理上心肝相互依存，心为脏腑之主，心血充足，则肝血旺。肝为心之母，肝血盛则心血足。在病理上亦是相互影响，怒伤肝，肝主疏泄，为凝血之本。究其病机为情志不畅，肝郁气滞，导致气机失调。情志不畅致使肝气郁结，疏泄功能低下，血行受阻，瘀阻心络，则发为胸痹、心痛、心悸等心脏病变。临床表现为胸中憋闷、胸胁满胀、心烦易怒、心悸气短、多梦易惊等症状，舌质多见紫暗，或舌下瘀斑，或舌下静脉紫暗，脉弦涩，或弦迟，或结代等。故以疏肝解郁之祖方四逆散加味治疗，取得明显疗效，药虽简而效宏。

（编者按）病起于情志不畅，脉弦而手足凉麻，此乃少阴枢机不利，元气不能枢转而出，通过三焦别入十二经脉，而成少阴阳郁证。少阴为阴枢，偏于枢血，枢机不利，气血壅遏，故以枳实疏导气机，白芍疏通血脉，与柴胡相配携领其由阴出阳，伍甘草以调和，用散者，取其郁阳散达于外之意。

第九节　小柴胡汤案

【案例】

雷某，男，48岁。冠心病，心律失常3年多，曾反复以中药活血祛瘀剂及西药治疗无效。审其症见胸满胸痛，气短心悸，头晕失眠，口干口苦，舌苔白，脉弦滑而结涩。

症脉合参，诊为肝郁气结，痰湿不化，治以疏肝理气、化痰清热，以小柴胡汤加味。柴胡10g，半夏10g，黄芩10g，党参10g，甘草6g，生姜3片，大枣5个，瓜蒌15g。服药4剂，诸症好转。服药10剂后心悸消失，心电图复查正常。此时患者因拘于冠心二号方治疗冠心病之见，又服冠心二号方4剂，服后心悸又见，心电图复查示室性期前收缩。后又约余诊视，再以小柴胡汤加味治疗，服药120剂诸症消失。

（朱进忠．小柴胡汤的临床应用．山西中医，1987.）

【解析】

（编者按）本案患者心悸伴头晕、口干苦、脉弦，显系少阳枢机不利，气郁不达之心悸，少阳三焦为全身气液的通道，邪犯少阳，气液运行不畅，易生痰饮水湿，痰水生成更使气机郁阻，脉弦滑而结涩即痰阻脉道不利之象。故治以小柴胡汤枢解，加瓜蒌以去“胸中实”，此仲景法度也。

第十二章 结胸案

结胸一证始见于《伤寒论》。《伤寒明理论》言："邪气在表，未应下而强下之，邪气乘虚结于心下。实者，硬满而痛，为结胸。"

本章通过大陷胸汤、大陷胸丸、小陷胸汤、三物白散的类方医案，阐释结胸证的辨治思路和各汤证的临证要点。

第一节 大陷胸汤案

【案例】

有名袁茂荣者，南京人，年四十四，以卖面为业，体素健，今年六月间忽病，缠绵床笫者达一月之久，更医已屡，迄未得效。胸闷异常，不能食，两旬不得大便，一身肌肉尽削，神疲不能起床。半月前，胯间又起跨马疽，红肿疼痛，不能转侧，至是有如千斤重量负系其间。自问病笃，无可为已。曰：有能与我竣剂剧药者，虽死，无怨也！

史君惠甫与茂荣居相近，怜其遇，慨然邀师诊。师至，按脉察证，曰：此易耳。不能食者，湿痰阻于上隔也。不大便者，燥屎结于大肠也，湿痰阻于上者，我有甘遂以逐之。燥屎结于下者，我有硝、黄以扫之。一剂之后，大功可期，勿虑也。故师径用大陷胸汤：生川军五钱（后入），制甘遂二钱（先煎），玄明粉三钱（冲），但嘱服初煎一次已足。

药汁气味过烈，勉啜二口，辄不能续进，余其小半而罢。服后，呕出浓痰，且觉药力直趋腹部，振荡有声，腹痛随作，欲大便者三四次，卒无所下。至夜三鼓，腹痛更剧，乃下燥屎五六枚，随以溏粪。据云屎粪积于纸制香烟匣中，满二匣。翌早，茂荣一觉醒来，方入妙境。向之胸闷如窒者，今则渐趋清明，昨之腹痛如绞者，今则忽转敉平。而胯间之疽亦崩溃而脓出，重痛大除，盖内证愈而外疽无所附丽也。于是思食，能进粥一碗。喜悦之情无以复加，盖其与粥饭绝缘者，已一月有余，不意得重逢时也。后溃疽由西医调治十日，即告收功。

（曹颖甫．经方实验录．中国医药科技出版社，2014.）

【解析】

（原按）曹颖甫曰：世人读仲景书，但知太阳误下成结胸，乃有大陷胸汤证，而不知未经误下，实亦有结胸一证，而宜大陷胸汤者。夫伤寒六七日，热实，脉沉紧，心下痛，按之石硬，及伤寒十余日，热结在里，无大热，此为水结在胸胁，二条皆示人以未经误下之结胸，读者自不察耳。予谓太阳传阳明之候，上湿而下燥，苟肠中燥火太重，上膈津液化为黏痰，结胸之病根已具，原不待按之石硬，然后定为结胸证。即水结在胸胁，胸中但见痞闷，而不觉痛者，何尝非结胸证也。姜佐景曰：甘遂用末和服，其力十倍于同量煎服，颖师常用制甘遂钱半同煎，以治本证。若改为末，量当大减，切要切要。

第二节　大陷胸丸案

【案例】

天津罗某，素有茶癖，每日把壶长饮，习以为常。身体硕胖，面目光亮，每以身健而自豪。冬季感受风寒后，自服青宁丸与救苦丹，病不效而胸中硬疼，呼吸不利，项背拘急，俯仰为难。经人介绍，乃请余诊。其脉弦而有力，舌苔白厚而腻。

辨为伏饮踞于胸膈，而风寒之邪又化热入里，热与水结于上，乃大陷胸丸证。为疏：大黄6g，芒硝6g，葶苈子、杏仁各9g。水二碗、蜜半碗，煎成多半碗，后下甘遂末1g。服1剂，大便泻下两次，而胸中顿爽。又服1剂，泻下4次。从此病告愈，而饮茶之嗜亦淡。

（刘渡舟．新编伤寒论类方．山西人民出版社，1984.）

【解析】

（编者按）本案患者胸中硬痛、脉弦，伴呼吸不利、项背拘急，属结胸之水热互结于高位之大陷胸丸证。其水热互结，非峻药不能攻逐于下。但所结部位偏高，宜峻药缓攻，故用大陷胸丸，不至于下之过急，使药力留恋于上焦。

大陷胸丸构方与汤稍异，加葶苈子肃痰涎、杏仁宣肺气，使水精四布，王道也。

第三节　小陷胸汤案

【案例】

孙某，女，58岁。胃脘作痛，按之则痛甚，其疼痛之处向外鼓起一包，大如鸡卵，濡软不硬。患者恐为癌变，急到医院做X线钡餐透视检查，因需排队等候，心急如火，乃请中医治疗。切其脉弦滑有力，舌苔白中带滑。问其饮食、二便，皆为正常。

辨为痰热内凝，脉络瘀滞之证。为疏小陷胸汤：瓜蒌30g（先煎），黄连9g，半夏10g。共服3剂，大便解下许多黄色黏液，胃脘之痛立止，鼓起之包遂消，病愈。

（陈明，刘燕华，李芳．刘渡舟临证验案精选．学苑出版社，1996.）

【解析】

（原按）刘渡舟认为：①瓜蒌实在本方起主要作用，其量宜大，并且先煎；②服本方后，大便泻下黄色黏涎，乃是痰涎下出的现象；③本方可用于治疗急性胃炎、渗出性胸膜炎、支气管肺炎等属痰热凝结者。若兼见少阳证胸胁苦满者，可与小柴胡汤合方，效如桴鼓。

第四节　三物白散案

【案例】

一五岁小儿肺炎，于发病后第 8 天往诊。据其家属称某权威西医诊断为急性肺炎。当时青霉素正风行一时，每 4 小时注射一次，连续注射数昼夜，发热已退，呼吸平静。可是患儿旋呈无欲状态，不饮也不食，不哭不叫，不闹，也不眠。肛温 36.7℃，脉沉弦而滑，舌苔满布白腻，时有恶心干呕。大便虽不行，腹部按压亦无抵触。惟按及胸脘时，患儿颜貌呈苦闷状，当投以玉枢丹，灌药后悉呕出，病情不动不变，筹思无策。时在夏季，患儿裸卧床上，任令触诊，注视其呼吸，有时间以太息，胸胃部有窒闷感，胃部叩诊有鼓音，乃作结胸治，以三物白散少量（每回一分）频频灌服，吐出则再灌，乘势使其呕吐痰涎，药后果得呕出黏痰甚多，继而大便泻下黏涎，旋即出声哭闹，翌日复诊时，体温升至 38.5℃，咳嗽，乃以小青龙汤加减治疗而愈。

（叶橘泉，徐焙．点滴经验回忆录——对巴豆剂的一些经验和体会．江苏中医，1961.）

【解析】

（编者按）本案患儿不哭不闹，呈无欲状态，体温不升，阳动而阴静，参其脉沉弦而滑、舌苔满布白腻，可知系体内有痰涎阴浊阻郁所致；因按其胸脘呈苦闷状，虽呼吸平静，但间以太息，时恶心干呕，胃部叩诊有鼓音，可知病位在胸膈，不在胃中；究其原因，系肺炎后过量应用青霉素，致使冰伏邪气而成。寒痰冷饮凝结在胸膈，故以三物白散攻之。

方用巴豆破寒积，桔梗开肺气，贝母散结。

第十三章　胸胁痛案

胸胁痛多发于肝胆，《素问·热论》载：“三日少阳受之，少阳主胆，其脉循胁络于耳，故胸胁痛而耳聋。”《灵枢·五邪》载：“邪在肝，则两胁中痛。”而针对具体治疗则胸、胁又有差异，关乎邪气之表里出入。《伤寒明理论》载：“邪气自表传里，必先自胸膈，已次经心胁而入胃。邪气入胃，为入府也。是以胸满多带表证。胁满者，当半表半里证也。”

本章通过桂枝去芍药加附子汤、麻黄汤、小柴胡汤、柴胡加芒硝汤、柴胡加龙骨牡蛎汤、柴胡桂枝干姜汤、十枣汤、瓜蒂散、猪肤汤的类方医案，阐释胸胁痛证的辨治思路和各汤证的临证要点。

第一节　桂枝去芍药汤加附子案

【案例】

王某，男，46岁。多年来胸中发满，或疼痛，往往因气候变冷而加剧。伴有咳嗽、短气、手足发凉、小便清长等症。舌质淡嫩，苔白略滑，脉沉弦而缓。

此乃胸阳不振，阳不胜阴，阴气窃踞胸中，气血运行不利，治疗当以温补心阳以散阴寒为主。桂枝9g，生姜9g，大枣12枚，炙甘草6g，附子10g。连服6剂，症状逐渐减轻，多年的胸中闷痛，从此得以解除。

（刘渡舟，王庆国，刘燕华．经方临证指南．人民卫生出版社，2013.）

【解析】

（编者按）本案患者胸满、胸痛伴见手足凉、小便清长，且常因气候寒冷而加剧，此属胸阳不振。仲景有言：“若微寒者，桂枝去芍药加附子汤。”本案虽无脉微，然四末为诸阳之本，据其四肢不温，元阳亏虚之机已显。故治当温补元阳、上济胸阳以除胸满，用桂枝去芍药加附子汤。

方去芍药之酸甘化阴，独用桂枝、甘草辛甘化阳，益增附子，扶阳去阴之用明矣。

第二节　麻黄汤案

【案例】

有豪子病伤寒，脉浮而长，喘而胸满，身热头疼，腰脊强，鼻干不得眠，予曰：太阳阳明合病证。仲景法中有三证，下利者葛根汤；不下利呕逆者加半夏；喘而胸满者麻黄汤也。治以麻黄汤，得汗而解。

（许叔微．许叔微伤寒论著三种．中国中医药出版社，2015.）

【解析】

（编者按）邪犯太阳，经气不利，则见身热头疼、腰脊强、胸满；表闭不开，邪气内壅，肺失于宣肃，故为喘；脉浮亦为病邪在表之明证。阳明经脉夹鼻络于目，阳明为水谷之海，多气多血之经，邪迫阳明，则目痛、鼻干、不得眠、脉长。本案乃太阳阳明合病，遵仲景所言，喘而胸满者，不可下，宜麻黄汤。太阳一开，则阳明之气亦从而俱开矣。

第三节 小柴胡汤案

【案例】

张某，女，59岁。患风湿性心脏病。初冬感冒，发热恶寒，头痛无汗，胸胁发满，兼见心悸，时觉有气上冲于喉，更觉烦悸不安，倍感痛苦。脉来时止而有结象。

此为少阳气机郁勃不疏，复感风寒，由于心阳坐镇无权，故见脉结而夹冲气上逆。此证原有风心病而又多郁，外感内伤相杂。治法：解少阳之邪，兼下上冲之气。处方：柴胡12g，黄芩6g，桂枝10g，半夏9g，生姜9g，大枣5g，炙甘草6g。3剂后诸症皆安。

（陈明，刘燕华，李芳．刘渡舟临证验案精选．学苑出版社，1996.）

【解析】

（编者按）本案患者素有心脏病，外感风寒后见发热恶寒、头痛，乃邪犯太阳，营卫失和，经气不利；又见胸胁发满、心悸，系少阳失于枢转；时有气上冲于喉、烦悸不安、脉来时止，乃心阳素虚，复感外邪，坐镇无权，阴寒上冲所致。“有柴胡证，但见一证便是”，且按仲景“伤寒四五日，身热，恶风，颈项强，胁下满，手足温而渴者，小柴胡汤主之”，在表邪不解又病兼少阳者从枢机入手，故以小柴胡汤加减。遵仲景柴胡汤方后注，“若不渴，外有微热者，去人参，加桂枝三两，温覆微汗愈”。此案中桂枝之用，既以其解外，又用之温通心阳、平冲降逆，刘渡舟用药之精妙如是也。

第四节 柴胡加芒硝汤案

【案例】

郑某，女，29岁。患者因月经来潮忽然中止，初起发热恶寒，继即寒热往来，傍晚热更甚，并胡言乱语，天亮时出汗，汗后热退，又复恶寒。神倦，目赤，咽干，口苦，目眩，胸胁苦满，心烦喜呕，不欲饮食，9天不大便，脉弦数，舌苔白。经某医疗室血液检查疟原虫阳性，诊断为疟疾，按疟疾治疗无效。追询病史，据云：结婚已多年，未曾生育。月经不正常，一般都是推迟三四个月来潮一次，经期甚短，数量又少，继即恶寒发热，虽经服药治疗，但未能根治。

处方：柴胡、黄芩、半夏、党参、生姜各9g，炙甘草6g，大枣6枚，芒硝9g（另冲），加清水2杯煎煮，一次服。当日上午10时服药，下午4时许通下燥屎，所有症状解除。后嘱常服当归流浸膏，月经即复正常。至今四年未见复发，并生育两个女孩。

（陈全忠．热入血室．福建中医药，1964.）

【解析】

（原按）本病不同于疟疾的主要鉴别要点：经期适断和发作有时。所谓发作有时，非单纯指如疟状的发作有一定的周期性，并且还包含每次在发病前必有经期适断的病史之意。正是抓住这两点并结合其口苦、咽干、目眩、胸胁苦满、心烦喜呕、往来寒热、默默不欲饮食、潮热、谵语、舌苔白、脉弦数、9天不大便等进行分析，诊为少阳未罢，阳明未实，介乎阳明、少阳之间。给予小柴胡汤以治少阳证，加芒硝以治阳明证，不拘泥于小柴胡汤原方。

（编者按）口苦、咽干、目眩、目赤、胸胁苦满、心烦喜呕、不欲饮食，均为少阳见症，由经期感受外邪，经水适断，热入血室所致，虽多日不大便，然苔色白，且表现为寒热往来，并非潮热，仍应治以小柴胡汤。即仲景"阳明病，胁下硬满，不大便而呕，舌上白苔者，可与小柴胡汤"之谓。

第五节　柴胡加龙骨牡蛎汤案

【案例】

尹某，男，34岁。因惊恐而患癫痫病。发作时惊叫，四肢抽搐，口吐白沫，汗出。胸胁发满，夜睡呓语不休，且乱梦纷纭，精神不安，大便不爽。视其人神情呆滞，面色发青，舌质红，舌苔黄白相兼，脉象沉弦。

辨为肝胆气郁，兼有阳明腑热，痰火内发而上扰心神，心肝神魂不得潜敛。治宜疏肝泻胃、涤痰清火、镇惊安神。处方：柴胡12g，黄芩9g，半夏9g，党参10g，生姜9g，龙骨15g，牡蛎15g，大黄6g（后下），铅丹3g（布包），茯神9g，桂枝5g，大枣6枚。服1剂则大便通畅，胸胁之满与呓语皆除，精神安定，唯见欲吐不吐，胃中嘈杂为甚，上方加竹茹16g，陈皮10g，服之而愈。

（陈明，刘燕华，李芳．刘渡舟临证验案精选．学苑出版社，1996.）

【解析】

（编者按）本案患者病为癫痫，但伴症多端，从胸胁满、面色青、脉沉弦，可知病属少阳无疑。因少阳为枢机，外连太阳，内涉阳明，故枢机不利，症状可致三阳经气不利，症状纷繁。寐差、精神不安、大便不爽、苔黄，均为阳明胃气不和；惊叫、抽搐、面见青色，为肝胆气郁，厥阴风动之象。故治以柴胡加龙骨牡蛎汤，有较好的疗效。

方用小柴胡汤打底，和解少阳、畅达枢机，加龙骨、牡蛎潜敛心神，用大黄、铅丹合力坠痰，再以茯苓、桂枝安心气。

第六节 柴胡桂枝干姜汤案

【案例】

王某，女，39岁。1975年3月21日初诊。自述乳房胀闷不适已半年余。近一个月来发现乳房有肿块，经前乳房胀痛加剧，肿块明显胀大，经后乳房胀痛减轻，肿块明显缩小；情绪郁闷时，胀痛加重；心情舒畅时，则胀痛暂缓。伴胸胁胀满，口苦，咽干。经期、二便正常。检查：六脉弦滑，舌体偏胖，边红如锯齿状，苔白有津。左乳房外上方有一肿块如核桃大，触之质坚韧，略有痛感，推之可移，边界不清，肿块近处，有数粒黄豆大小肿块。右乳房中上方稍偏外侧，有一肿块，触之有痛感，质略硬，两腋下淋巴结不肿大。

证属肝郁气滞，痰湿凝结，而成乳癖。治宜疏肝清热、温化痰湿、软坚散结。方宗柴胡桂枝干姜汤。处方：柴胡、黄芩各9g，桂枝、干姜各4.5g，天花粉21g，生牡蛎15g，炙甘草9g。每日1剂，水煎服。上方服20剂后，两侧乳房肿块全消，自觉症状消失。3年后随访，未见复发。

（乔保钧．柴胡桂枝干姜汤治疗乳癖．新医药学杂志，1979.）

【解析】

（编者按）本案患者病为乳癖，此病多因忧思郁怒伤及肝脾，以致气滞痰凝而成，故多以疏肝健脾化痰治之。患者乳房胀痛、肿块随情绪变化而增减，伴胸胁胀满、口苦、咽干、脉弦，病属邪入少阳，枢机不利。脉弦而滑、舌胖、苔白有津，脾虚痰湿之象已显，故投柴胡桂枝干姜汤以疏利少阳、健脾化痰软坚。

方用柴胡、黄芩枢少阳，桂枝、干姜温散内外，天花粉滋燥，甘草和中，牡蛎咸寒，生用散结之力更甚。

第七节 十枣汤案

【案例】

徐某，女。因咳嗽少痰，左侧胸痛，呼吸困难，畏冷发热6天入院，入院前3天上述症状加剧。营养、精神差。舌苔厚腻，脉弦滑。呼吸较急促，左胸前第二肋间隙以下语颤消失，叩呈浊音，呼吸音消失。X线透视检查示积液上缘达前第二肋间，心脏稍向右移位。穿刺抽液50mL，呈黄色半透明状。

上述情况合乎中医学所说的悬饮，其病属实证。因此，以祛逐饮邪法，用十枣汤：大戟、芫花、甘遂各0.9g。研成极细粉末，以大枣10个破后煎水，在上午10时空腹用枣汁送服。药后1小时腹中雷鸣，约2小时即大便稀水5次。依法隔日1剂，投3剂后，体温正常，胸畅，胸痛减半，左前三肋以下仍呈浊音，呼吸音减低，复查X线胸透检查，积液降至第三肋间以下。继服原方4剂，体征消失，积液完全吸收，住院26天病愈出院。

（张志雄，程文斌，于良瑞，等．中药十枣汤治疗渗出性胸膜炎51例疗效较满意．解放军医学杂志，1965.）

【解析】

（编者按）十枣汤能攻逐水饮，可用于治疗悬饮证，其临床辨证要点为“心下痞硬满，引胁下痛”。渗出性胸膜炎属中医学“悬饮”范畴，体质壮实者，可投十枣汤治疗。

方用大戟破积，芫花利水饮，甘遂泻下顽痰，枣汁送服，免伤胃气。

第八节　瓜蒂散案

【案例】

于某，28岁。1969年4月初诊。该患素有神经衰弱史。1968年仲秋与邻居发生纠纷后，心烦少眠，恶梦纷纭，胸闷不舒，烦躁易怒，善太息。并咽中如有物梗塞，咳之不出，吞之不下，饮食减少。诊为神经症，但投药无效。症见：表情淡漠，郁郁寡欢，饮食不佳，胸闷欲呕，舌边尖红，舌苔白腻，脉弦滑。

证属：痰气郁结，肝气不疏。治宜瓜蒂散3g涌吐之。服药后吐顽痰约300mL，夜间大便排出达500mL左右。自觉咽中异物顿时消失，胸闷大减。随改半夏厚朴汤加菖蒲、柴胡、白芍以平肝开郁、化痰理气，继进4剂而愈。

（王长江．瓜蒂散临床运用体会．中医函授通讯，1983）

【解析】

（编者按）患者病起于情志不畅，初病后心烦易怒、胸闷、善太息、失眠、恶梦，均为气郁不疏、扰及心神的表现。刻诊见表情淡漠、郁郁寡欢，一派阴邪阻郁之象。结合其苔白腻、脉弦滑，且咽中如物梗，咳之不出，吞之不下，可知为气郁痰凝之证。据其胸闷欲呕，知痰实阻于上，机体有祛邪于上而出之趋势，故治疗应因势利导，以瓜蒂散涌吐痰涎。“其高者，因而越之”，此之谓也。

第九节　猪肤汤案

【案例】

马元仪治周君开，病经一月，口燥咽干，胸满，不能饮食，二便俱闭，诊其脉，虚而且涩，此少阴客热，肾经虚燥也。肾开窍于二阴，肾阴既亏，窍不滑泽，所以二便俱闭。少阴之脉循喉咙，夹舌本，肾热则经络亦热，所以口燥咽干。肾者，胃之关也。关门不利，胃气亦为之阻，所以胸满不能饮食。当用仲景猪肤汤治之。夫猪，水畜也，其气先入肾，肤味甘寒，能解少阴客热，故以为君。加白蜜以润燥除烦，白粉以补虚益气，二剂热去燥除，便调食进而愈。

（魏之琇．续名医类案．人民卫生出版社，1957.）

【解析】

（编者按）本案患者口燥咽干、二便俱闭、不能食，似阳明腑实证，但阳明腑实其脉应为沉实或沉迟而有力。据本例脉虚且涩可知此属不足，乃少阴阴亏，虚热循经上扰所致。

方用猪肤为君，以猪属亥水，皮得肺华，金水相生。

第十四章 腹满痛案

腹满痛之证关乎的脏腑较多，《内经》中多有论述，《伤寒明理论》载："是在腹也，犹未全入里者。虽腹满为里证，故亦有浅深之别。"

本章通过大承气汤、小承气汤、调胃承气汤、栀子厚朴汤、厚朴生姜半夏甘草人参汤、桂枝加芍药汤、桂枝加大黄汤、桃核承气汤、抵当汤、抵当丸、黄连汤、白虎汤、茵陈蒿汤、桃花汤、真武汤、四逆汤、通脉四逆汤、四逆散、烧裈散的类方医案，阐释腹满痛证的辨治思路和各汤证的临证要点。

第一节 大承气汤案

【案例】

范某，女，22岁。两岁时开始患腹胀，其后发展到全身皆肿，肌肉变硬。下阴常流黄水，臭味较大。二十年来，病魔缠身，其父为之四处求医，未见显效。1969年8月，前来就诊，按阳明腑证论治，服药两剂后基本治愈。诊治：腹胀如鼓，胸胁满闷，皮色苍黄，全身肌肤胀硬，大便常秘结，所下如羊粪状，已四日未行，下阴不断渗出臭黄水。舌质深红，苔黄燥，脉沉实有力。

此为阳明腑证兼水热互结。法宜峻下热结，兼逐积水，以大承气并大陷胸汤加味主之。处方：生大黄18g，厚朴30g，枳实30g，芒硝30g，甘遂15g（冲服），芫花15g（冲服），桑白皮60g。先服一剂，泻下燥屎十余枚，并臭秽黄水甚多，腹部硬胀消失大半。续服一剂，胸腹肿胀皆消，全身肌肤变软，下阴外渗之黄水亦止。因自觉病势顿减，加以客居成都，经济困难，遂自行停药回家。不久患者邻友来告，已康复如常。1979年7月追访，病愈结婚，并生一子。十年来身体一直很好。

（范学文，徐长卿．范中林医案选．学苑出版社，2011.）

【解析】

（编者按）病程虽久，仍属里热实证。大便常硬结如羊屎、腹胀胸满、舌红苔黄燥、脉沉实有力，乃阳明燥结于内。又有皮色苍黄、周身皆肿、肌肉变硬、下阴流水色黄味臭，为水热结积之象。故治以大承气汤峻下热结，并合桑白皮通调水道，甘遂、芫花泻水逐饮。

第二节 小承气汤案

【案例】

陈某，男，12 岁。过端午节时多吃了几个粽子，第 2 天胃痛腹胀，啼哭不止。其父前往药铺购买一粒丹与服之，不但无效，腹痛反而加剧。询知大便已 3 日未解，解衣观腹，腹胀如合瓦，以手按其腹则叫哭不已。脉沉滑有力，舌苔黄白杂腻。

此为过饱伤中，食填太仓，胃肠阻滞，气机不利所致。大黄 9g，枳实 9g，厚朴 9g，藿香梗 6g，生姜 6g。1 剂。服药后约 2 个小时，腹中气动有声，旋即大便作泄，泻下酸臭物甚多，连下 2 次，腹痛止而思睡。转用保和丸加减善后。

（刘渡舟，王庆国，刘燕华．经方临证指南．人民卫生出版社，2013.）

【解析】

（编者按）本案患者因过食黏腻难化之物而发病，如舒驰远所说："所言宿食者，即胃家实之互词，乃正阳阳明之根因也。"患者脉症俱实，当治以攻下之法，因患者燥结不甚，故投小承气汤。

方用小承气汤通畅滞气，加藿香梗宽中，生姜合胃腑下降之用。

第三节 调胃承气汤案

【案例】

安某，男，38 岁。患慢性痢疾一年多，大便每日三四次，兼夹黏液，有下坠感，伴腹胀肠鸣。舌质红，苔黄，脉弦。

先按厥阴下利治疗，用白头翁汤加白芍、麦冬，2 剂后大便黏液明显减少，但仍腹胀肠鸣而下坠，此属热结阳明胃肠，气机不利，通因通用，宜从调胃承气汤法。大黄 9g，芒硝 9g（冲服），炙甘草 9g，白芍 15g，川楝子 9g，青皮 9g。服药一剂后，大便泻出黄黑色粪垢甚多，顿觉腹中宽适。宗前法用调胃承气汤原方又一剂，诸症皆消。

（刘渡舟，王庆国，刘燕华．经方临证指南．人民卫生出版社，2013.）

【解析】

（编者按）仲景设定三承气汤治疗阳明腑实证，临床上多表现为不大便、大便结硬。但三承气汤功在攻逐阳明胃家凝滞之邪以承顺胃肠气机下行。故由于邪结而腑气不利之腹满痛、下利者，亦可选投三承气汤，如仲景所言"下利谵语者，有燥屎也，宜小承气汤"，即所谓通因通用之法。因本案患者胀满疼痛不甚，症情较轻缓，故用调胃承气汤下之。

第四节 栀子厚朴汤案

【案例】

任某，女，26 岁。1982 年 4 月 5 日初诊。2 年前因情志不遂致精神失常。发病前先觉胸中烦乱异常，脘腹胀满，坐卧不安，时常悲伤啼哭不能自控，继而两目不睁，呼之不应，移时症消如常人。1 周或半个月发作 1 次，遇精神刺激则发作更趋频繁。某医院诊为癔症，经暗示治疗稍有好转。近月来诸症加重，精神恍惚，终日烦闷不安，哭笑无常，口渴，纳差，腹满，尿黄便干。经色黑量少，经期正常。舌质红，苔黄，脉弦数。

诊为郁证，证属肝郁化火，上扰心神。方药：山栀子 15g，厚朴 12g，炒枳实 10g。日 1 剂，水煎服。10 剂后自感腹内舒适，情志舒畅，食欲增进，舌红，苔黄，脉数。继以上方合甘麦大枣汤，进 20 剂后，症消病除，随访已结婚生子，至今未复发。

（萧美珍．栀子厚朴汤临证一得．湖南中医学院学报，1989.）

【解析】

（编者按）本案患者以心烦、腹胀为主要表现，虽腹满便干，但脉中无实象。此为无形之邪热郁结，热郁胸膈，下及脘腹，非阳明可下之证。故治以栀子厚朴汤清热除烦、宽中消满。

方用栀子清心火，厚朴、枳实除满行滞。

第五节　厚朴生姜半夏甘草人参汤案

【案例】

叶某，男，39 岁。1973 年 8 月 10 日初诊。患者行胃大部切除术后，恢复良好。唯出院后逐渐感觉胃腹痞满，嗳气频作，大便不畅，虽少食多餐以流质软食为主，亦感痞满不饥，病情日见明显。脉象细弱，舌白润。

以厚朴生姜半夏甘草人参汤加味论治：党参 12g，法半夏 9g，枳壳 6g，厚朴 9g，炙甘草 6g，佛手片 9g，广木香 6g，生姜 3 片。5 剂药后自觉气往下行，腹胀嗳气大减。继则服至 20 余剂，每隔 1 ~2 日服 1 剂，治疗两个多月一切正常。一年后腹胀未发作，消化良好，体略发胖。

（陈瑞春．泻心汤类方的探讨．新医药学杂志，1977.）

【解析】

（编者按）本案患者术后见胃腹痞满、舌白润、脉象细弱，此属脾虚不运，湿滞内阻，气机壅塞。脾虚不运则大便不畅，腑气不降则嗳气频作。脾虚为本，气滞湿阻为标，故以厚朴生姜半夏甘草人参汤标本兼顾，厚朴、生姜宽中降逆，党参、甘草开太阴，并以枳壳、佛手、广木香加强行气除满之功。

第六节　桂枝加芍药汤案、桂枝加大黄汤案

【案例】

张某，女，32 岁。每当午后即觉腹中疼痛，痛时自觉腹肌向内抽掣拘急。饮食二便基本正常，但经期延长，每次行经需 10 天左右，经色黑紫，夹有血块。脉弦细如按刀刃，舌质绛紫，苔薄白润。

证属脾之气血不和，而肝木横逆克犯脾土。治宜平肝缓急、调和气血。桂枝 10g，白芍 30g，生姜 10g，大枣 12 枚，炙甘草 10g。连服 6 剂，腹痛止、拘急解。转方用当归芍药散而愈。

（刘渡舟，王庆国，刘燕华．经方临证指南．人民卫生出版社，2013.）

【解析】

（编者按）本案患者腹痛伴经期延长，经血色黑紫、夹血块，脉弦细，舌绛紫，显为气滞血瘀之象。桂枝汤能调补脾胃而启化源、益气血、调营卫、和阴阳。芍药俗称“小大黄”，重用以破阴结，又能柔肝缓急以止痛。临床上凡腹满时痛、下利、舌质偏红、苔薄白、脉弦细者，多属脾胃气血阴阳失和，以本方治疗，每能获效。

【案例】

杜某，女，34 岁。脘腹疼痛 4 年有余，短则两日，长则月余发作一次，多由触冷感寒而起。服理中丸，有效时多，无效时少，家中常备此药，然疼痛终未远离。发作时剧烈难忍，上逆呕吐，持续一两个小时，当出现肠鸣、矢气或大便后，疼痛减缓，乃至消失。疼痛休止后，饮食起居一如往常。今晨起着凉，疼痛又作，服理中丸 3 粒，痛不见缓。时余在奇村分院坐诊，视其面色白中带青，舌淡红润，苔薄白腻，切其脉，沉缓有力。诊其腹，腹肌紧张，脐上动悸，脐左拒压。

观其脉症，此属寒积腹痛。桂枝 10g，白芍 20g，炙甘草 6g，川大黄 10g，生姜 10 片，红枣 5 枚。2 剂。二诊：药后泄泻黏秽甚多，5 日中腹痛再未发作，脐左压痛消失。遂改用桂枝加芍药汤善后。半年后，杜某陪友就诊，知疾未萌。

（闫云科．临证实验录．中国中医药出版社，2005.）

【解析】

（原按）理中丸为虚寒而设，寒积则非其所治。服之痛减者，寒邪暂去故也，久服不愈者，积滞未根除也。治当温下并行，刚柔相济。温下之方，余喜用《伤寒论》之桂枝加大黄汤及《金匮要略》之大黄附子汤。今患者呈挛急样疼痛，且腹中上逆冲迫，显以桂枝加大黄汤为妥。方中桂枝、生姜辛温以去其寒，大黄刚猛以荡其滞，白芍、甘草之柔以缓其急，故投 2 剂获显效。

第七节　桃核承气汤案、抵当汤案、抵当丸案

【案例】

王某，女，35 岁。2019 年 1 月 5 日初诊。患多囊卵巢综合征。因月经后期 20 年，经前烦躁伴乳胀 3 年就诊。患者自初潮始一直经行延后，3～6 个月一行，量少而暗，无明显痛经。婚后数年未孕，6 年前以试管婴儿技术生产。近 3 年出现经前乳胀伴烦躁，并呈进行性加重，屡治不效。一般经前一个月许即开始乳胀，经至即舒。本次已停经 4 个月余，乳房胀痛 3 天，不能触衣。烦躁易怒，经前更显，剧时，高声骂其夫，甚至殴打其女，自觉不该但无法自控，舌淡红，苔薄黄，脉弦。考虑乳房为肝经循行之处，肝气郁滞，郁热上扰，故致乳胀而烦躁。予丹栀逍遥丸主之，7 剂未效。二诊：考

虑气滞则血瘀，予前方合用失笑散、桂枝茯苓丸调治 7 天，经未下，胀未消，烦益甚。自觉辨证无误，但何以无效？乃细观之，审视之，耽虑之。患者皮肤白，但黄褐斑覆面部达 2/3，即使化浓妆仍无法遮掩，视其舌下青筋迂曲，按其左下腹不自觉发出痛吟。

乃书桃核承气汤：桂枝、桃仁各 20g，制大黄 15g，炙甘草、芒硝（冲服）各 10g。5 剂。嘱经下量少则续服，量多停服。10 天后患者四诊，诉服 3 剂即经行，经行畅快，下血块较多，乳胀立消，烦躁大减，服药时排稀便，2～3 次/日。视其面部黄褐斑，竟明显变淡，患者甚喜，首展笑颜，要求继服此“淡斑美容方”。遂减制大黄至 10g，芒硝为 5g，余药不变，7 剂。五诊：诉大便一日一行，但觉身乏体困。考虑桃核承气汤究属消伐之剂，过用则耗人精气，乃改用桃红四物汤加党参。5 剂。药后觉体力恢复，乳胀又现，烦躁略增，但均较前轻微，六诊：再予桃核承气汤加党参。7 剂，两天一剂，服完经行，本次月经周期为 33 天，经前乳胀显减，烦躁轻微，更喜面上色斑趋淡，乃显肤白质嫩，似减龄数岁，患者大喜。

（黄陈招，侯波．桃核承气汤异病同治验案．浙江中医杂志，2020.）

【解析】

（原按）此案以经前烦躁，经后大减为着眼点，乃“其人如狂，血自下，下者愈”的最佳阐释，乳胀、面斑为其兼症，左下腹压痛乃其腹证。瘀结于下，热冲于心，故见烦躁，经血若下，则瘀从下走，热从下泄，故能烦减胀消。患者患多囊卵巢综合征，卵泡发育成熟障碍，月事不行，故予桃核承气汤，釜底抽薪，下瘀结而清郁热，月事得下，故心烦减、乳胀消、面斑退，乃宗“月事以时下”之意。诚如柯氏所言“此方治女子月事不调，先期作痛，与经闭不行者最佳”。

【案例】

冉口焦姓人，七月间患壮热舌赤，少腹闷满，小便自利，目赤发狂已三十余日。初用解散，继则攻下，但得微汗，而病终不解。诊之脉至沉微，重按疾急。夫表证仍在，脉反沉微者，邪陷于阴也。重按疾急者，阴不胜真阳，则脉流薄疾，并乃狂矣。此随经瘀血结于少腹也，宜服抵当汤。乃自制虻虫、水蛭，加桃仁、大黄煎服。服后下血无算，随用熟地一味捣烂煎汁，时时饮之，以救阴液。

（魏之琇．续名医类案．人民卫生出版社，1957.）

【解析】

（编者按）本案患者少腹闷满、发狂、小便自利、脉沉而微，此为血蓄于下焦；壮热、舌赤、目赤，里热之明证；属瘀热互结之蓄血重症，当服抵当汤以下瘀血。

方用大黄下瘀血，桃仁通血脉，虻虫、水蛭祛恶血。

【案例】

常熟鹿苑钱钦伯之妻，经停九月，腹中有块攻痛，自知非孕。医予三棱、莪术多剂，未应。当延陈葆厚先生诊。先生曰：三棱、莪术仅能治血结之初起者，及其已结，则力不胜矣。吾有药能治之。顾药有反响，受者幸勿骂我也。主人诺。当予抵当丸三钱，开水送下。入夜，病者在床上反复爬行，腹痛不堪，果大骂医者不已。天将旦，随大便，下污物甚多。其色黄白红夹杂不一，痛乃大除。次日复诊，陈先生诘曰：昨夜骂我否？主人不能隐，具以情告。乃予加味四物汤，调理而瘥。

（曹颖甫．经方实验录．中国医药科技出版社，2014.）

【解析】

（编者按）三棱、莪术为活血化瘀之品，用于血初结成瘀者；若蓄血日久，结而为积，则化瘀之品药力不及，非用虫药攻破不可，故投抵当丸攻逐。本品虽为峻药缓攻，但为防破血耗气之弊，应中病即止，继以四物汤养血和血善后。

第八节　黄连汤案

【案例】

侯某，女，55岁。患上热下寒证，每于进食约1小时后，胃气上逆而泛恶吐酸，胸中懊闷疼痛；同时伴见腹痛肠鸣，大便溏稀。舌淡苔白，脉弦。黄连汤主之。黄连10g，干姜7g，桂枝9g，炙甘草10g，党参10g，半夏10g，大枣5枚。服药5剂，寒热之证尽愈。

（刘渡舟，王庆国，刘燕华．经方临证指南．人民卫生出版社，2013.）

【解析】

（编者按）本案患者泛恶吐酸、胸中懊闷疼痛，此属上热；腹痛肠鸣、大便溏稀，为下寒，证属上热下寒，故投黄连汤，既清胸中之上热，又温脾胃之下寒，方中桂枝宣通上下，解除寒热格拒，调顺气机。

方用黄连主热气、腹痛，桂枝、干姜祛表里寒邪，半夏降逆，党参、甘草、大枣补中。

第九节　白虎汤案

【案例】

治吴光禄。患伤寒，头痛腹胀，身重不能转侧，口内不和，语言谵妄。有云表里俱有邪，宜大柴胡汤下之。李曰：此三阳合病也，误下之，决不可救。乃以白虎汤连进两服，诸症渐减，更加麦冬花粉，两剂而安。炒知母、生石膏、甘草、粳米。

（魏之琇．续名医类案．人民卫生出版社，1957.）

【解析】

（编者按）病始于伤寒，见头痛、腹满身重、口内不和、谵妄，皆为阳明热盛气壅所致。虽言“三阳合病”，实以阳明热盛为主。因阳明邪热未入于腑，故不可下。故遵仲景所言，三阳合病而阳明经热偏重则投白虎汤以清解里热。

方用石膏清透郁热，知母资水化源。

第十节　茵陈蒿汤案

【案例】

孙某，男，55岁。1992年4月21日初诊。3年前，洗浴之后汗出为多，食用橘子后突感胸腹之中灼热不堪。从此不能吃面食及鸡鸭鱼肉等，甚则不能饮热水。如有触犯，则胸腹之中顿发灼热，令人烦扰为苦，必须饮进冷水则得安。虽属数九隆冬，只能饮凉水而不能饮热水。去医院检查，各项指标未见异常，多方医治无效，专程从东北来京请刘渡舟诊治。经询问，患者素日口干咽燥，腹胀，小便短黄，大便干，数日一行。视其舌质红绛，苔白腻，切其脉弦而滑。

据脉症特点，辨为瘅热之病。《金匮要略》则谓“谷疸”，乃脾胃湿热蕴郁，影响肝胆疏通代谢之能为病。治法：清热利湿以通六腑，疏利肝胆以助疏泄。疏方：柴胡茵陈蒿汤。柴胡15g，黄芩10g，茵陈15g，栀子10g，大黄4g。服药7剂，自觉胃中舒适，大便所下秽浊为多，腹中胀满减半。口渴欲饮冷水、舌红、苔白腻、脉滑数等症未去。此乃湿热交蒸之邪，仍未尽去。转方用芳香化浊、苦寒清热之法：佩兰12g，黄芩10g，黄连10g，黄柏10g，栀子10g。连服7剂，口渴饮冷已解，舌脉恢复正常，胃开能食，食后不作胸腹灼热和烦闷，瘅病从此而愈。

（陈明，刘燕华，李芳．刘渡舟临证验案精选．学苑出版社，1996.）

【解析】

（编者按）本案患者属“瘅热病”，瘅，通“疸”。《金匮要略》载：“谷疸之为病，寒热不食，食即头眩，心胸不安，久久发黄为谷疸。”本病与脾土关系最为密切，脾胃湿热，蕴郁日久，发为谷疸。谷疸当用茵陈蒿汤治疗，清热利湿、苦寒泻下，使湿热之邪尽从二便而去。

方用茵陈为君，以下久蕴之湿，大黄开郁结，栀子配伍柴胡、黄芩以枢三焦，合《内经》“决渎”之理。

二诊投黄连解毒汤苦寒泄热，使热去则湿孤；并加佩兰，芳香醒脾化湿而除陈腐。用药颇为巧妙。

第十一节 桃花汤案

【案例】

卢某，女，42岁。主诉：阴道流出黏液及血液已年余。近又下腹胀满不舒，不思食，精神疲乏，足跗浮肿。曾按湿热以八正散、萆薢分清饮之类治之未愈，后又按气血两亏，用补中益气汤、归脾汤等方，均未见效。患者面色萎黄，脉微弱，尤以尺脉为甚，舌白滑无苔。

诊为脾肾两虚，以肾虚为主，治以温经散寒、补肾固脱。拟桃花汤合四神丸（改汤剂去生姜）。方用：赤石脂30g，干姜9g，粳米一撮，补骨脂15g，五味子9g，肉豆蔻9g，吴茱萸12g，大枣15枚。连服2剂，精神转佳，带下大减。仍以温补肾阳、加固冲任，将原方加附子18g，鹿角胶12g（烊服），再服3剂。精神食欲均好转，带下腹胀消失，足跗浮肿消退，脉缓有力。后改用桂附地黄丸巩固疗效。

（王琦．经方应用．宁夏人民出版社，1981.）

【解析】

（编者按）本案患者带下日久，伴有出血，面色萎黄，脉微弱，尺脉尤甚，此属脾肾阳虚，下焦不固之带下。虽仲景所论桃花汤，系用于下焦不固之下利便脓血证，但本方不仅限于此，凡因肾阳亏虚，失于约束之吐、衄、便、尿、崩等诸血证，以及下利、带下等日久下焦不约伴有出血者均可运用本方治疗。

方用赤石脂温涩小肠，干姜温中暖脾，粳米资中焦。余药多以加固冲任为用。

第十二节　真武汤案

【案例】

矫某，女，83岁。2005年4月26日初诊。腹痛1天。该患者素好清洁，虽已年逾八旬，仍身体力行。3个月前由于劳累而出现腹胀纳呆、下肢浮肿等症，未予重视。昨日，以冷水洗衣自觉寒气逼人。至夜即感到腹内绞痛，如有凛冽寒风内袭，虽经温熨诸法，亦无缓解，痛苦难当，几不欲生。现症见腹部冷痛而胀满，纳呆，下肢浮肿，心慌，肢冷畏寒，口不渴，小便不利，大便溏薄。舌质暗淡，苔白润，脉弱。

诊断：腹痛（脾肾阳虚，水饮内停）。治法：温经通阳，散寒利水。方用真武汤加减：制附子15g（先煎），白茯苓30g，白术15g，白芍10g，生姜15g，肉桂10g（后下），制吴茱萸10g。3剂后，腹痛大减，腹胀亦轻，食欲改善，肢肿见消。服上方20余剂后，病愈。继以肾气丸巩固善后。追访年余，未见复发。

（蒲纪．真武汤治验四则．实用中医内科杂志，2008.）

【解析】

（原按）本例患者年逾八旬，肾阳已衰，寒从中生，已不言而喻，又以冷水洗衣，致内寒招引外寒，寒邪直中少阴，使肾阳更虚，寒性凝滞，滞闭不通，不通则痛。仲景有云：“少阴病，二三日不已，至四五日，腹痛，小便不利，四肢沉重疼痛，自下利者，此为有水气。其人或咳，或小便利，或下利，或呕者，真武汤主之。”效仲景法，拟温经通阳、散寒利水为治，果收阳振、水利、寒除、痛止之功。

第十三节　四逆汤案

【案例】

男，廿余岁，系一独子，体质素弱。始因腹痛便秘而发热，医者诊为瘀热内滞，误以桃仁承气汤下之，便未通而病情反重，出现发狂奔走、言语错乱。延余诊视：脉沉迟无力，舌红津枯但不渴，微喜热饮而不多，气息喘促而短，有欲脱之势。

据此断为阴证误下，逼阳暴脱之证。遂拟大剂回阳饮（即四逆汤加肉桂）与服。药用：附片130g，干姜50g，上肉桂13g（研末，泡水兑入），甘草10g。服后当天夜晚则鼻孔流血，大便亦下黑血。次日复诊，见脉微神衰，嗜卧懒言，神志已转清。其所以鼻衄及便下黑血者，非服温热药所致，实由于桃仁承气汤误下后，致血脱成瘀，今得此方温运气血，使离经败坏之血，不能再行归经，遂上行而下注。嘱照原方再服 1 剂。服后，鼻血便血均未再出，口微燥，此系阳气已回，营阴尚虚，继以四逆汤加人参连进 4 剂而愈。

（吴佩衡．吴佩衡医案．人民军医出版社，2009.）

【解析】

（编者按）本案患者腹痛便秘而发热，经寒下后病情加重，且伴神志失常。据其脉沉迟无力、喘促欲脱，可知本为少阴寒证，误治后阴寒更盛，元阳亏虚，虚阳外越，呈真寒假热表现，故见发狂奔走、言语错乱、舌红津枯但不渴、微喜热饮而不多。故急用四逆汤。

方用附子回阳救逆，干姜、甘草助附子复阳、制其毒性，更加肉桂引火归原。

第十四节 通脉四逆汤案

【案例】

马某，中年人。中秋节前，午餐后因食果饵而引起腹痛，发自两胁，下趋少腹，自申至戌，疼痛如掣，辗转呻吟，举凡内服外敷之药均不应，乃着其兄到舍就诊。见其面色青黄，额上微汗，言而微，呻声已转弱，当为疼痛过甚所致。手足冰冷，舌白无苔，脉沉微，意其外肾必收缩，探之果然。

以三阴经脉相交于腹胁，阳气衰微，阴寒凝聚，厥阴为风木之脏，其势向下，阴筋受凝寒惨栗之殃，此为脏结之危候。仲景谓："病胁下素有痞，连在脐旁，痛引少腹入阴筋者死。"其阳虚当非一日，舌白已露一斑，果饵之食特诱因耳。除着其炒老姜、葱头热熨外，即与通脉四逆汤。炮天雄 30g，干姜 21g，炙甘草 9g。嘱其连服两帖……入腑入脏为气机转变使然，因无定律，系念不已。越晨，闻敲门之声甚厉，着妇出应，知复邀诊，当下心戚戚，意其病必入脏而成定局，操刀之咎，恐难窒谗人之口。急问其病情何苦？对以能睡，病况好转，逖听之下如释重负。复往诊之，已能起行，只有余痛未泯耳！与真武汤加龙骨、牡蛎之轻剂而愈。

（张有俊．经方临证集要．河北人民出版社，1983.）

【解析】

（编者按）仲景在《伤寒论》中论述了脏结的脉症表现，但未给出具体方药。柯韵伯在《伤寒来苏集》中提出用"理中、四逆辈温之"；亦有注家认为应治以理中汤温补后天阳气，加枳实散结。此均为温脏散结之法，可供参考。

本方以天雄代附子，更增回阳之力也。

第十五节 四逆散案

【案例】

因食蟹腹痛，发则厥逆，逾月不已，延余商治。述前服平胃散、二陈，继服姜桂理中，不但无效反增胀痛。余曰：痛非一端，治亦各异。感寒者绵绵无间，因热者作止不常，二者利若霄壤。遵恙痛势有时，脉带沉数。其为火郁无疑，虽因食蟹，然寒久成热，火郁于中，热郁似寒，厥冷于外，此始末传变之道，明训可考，奈何执泥虚寒，漫投刚剂，是火济火，求愈岂不难哉？以四逆散加酒炒黄连一剂而愈。

（裘庆元．三三医书．中国中医药出版社，1998.）

【解析】

（编者按）本案患者素体阳盛，虽食咸寒之物，但寒食化热，郁火内结，气机不达，故发腹痛厥逆，脉见沉数，此亦服姜桂理中之剂不效而痛甚之理。四逆散透达阳郁，黄连内清湿热，则邪热可除，阳气畅达，腹痛厥逆得愈。

第十六节　烧裈散案

【案例】

王富春愈后，其妻一日微觉飒飒寒热，少腹疼痛，小水紧急，欲解不出，痛甚牵引腰胯，两眼昏花，头重莫举。其家见症急厉，告诸家母。诸医群集，曰寒、曰火，莫辨其症。余曰：小腹痛引腰胯，小便不利，头重眼中生花，岂非阴阳易之症乎？处逍遥汤调烧裈散，药下果验。

（谢映庐．谢映庐医案．上海科学技术出版社，2010.）

【解析】

（编者按）本案男易于女，是谓阳易，必因伤寒新瘥而男女交媾得之。余邪从阴窍而入，一源三歧，督不能统诸阳，任不能调阴经气血，冲脉气逆，故见少腹疼痛，牵引腰胯，小便不利，两眼昏花，头重莫举。以烧裈散治之，即张隐庵曰："裆乃阴吹注精之的。盖取彼之余气劫彼之余邪，邪毒原从阴入，复使之从阴以出。故曰小便利，阴头微肿，即愈。"此以邪引邪之法也。厥阴肝经循股阴，入毛中，过阴器，抵小腹，逍遥汤疏肝有良效，故以逍遥汤送服烧裈散可获良效。

第十五章　渴　案

渴是临床常见症状，是津液循行状态的体现，津液的水精四布则对人体有诸多影响，如《素问·痿论》载："渴则阳气内伐，内伐则热舍于肾。"热盛阴亏，或阳虚不能气化等原因都会引起渴证，但热则是渴证的常见原因。《素问·刺热》载："肾热病者，先腰痛胻痠，苦渴数饮，身热。"《素问·至真要大论》载："寒极反热，嗌络焦槁，渴引水浆。"《伤寒明理论》载："伤寒渴者，何以明之？渴者，里有热也。"

本章通过五苓散、大陷胸汤、白虎加人参汤、猪苓汤、茵陈蒿汤、小柴胡汤、柴胡桂枝干姜汤的类方医案，阐释渴证的辨治思路和各汤证的临证要点。

第一节　五苓散案

【案例】

林幼春，青年木工也。近日身发热，渴欲饮水，但水入则吐，饮食亦少进，常感胃脘满胀，舌苔淡黄不燥，小便黄短。医咸乃认为胃气之寒，先进不换金正气散鲜效，又转香砂二陈汤，胃胀虽得减，而呕吐终未止。历时半月，症情转剧，因来就诊。切脉浮数，身仍有热，胃胀时呕，吐水则胀减，水食皆难入，小便不利。书五苓散与服，呕吐遂止。

（赵守真．治验回忆录．人民卫生出版社，2008.）

【解析】

（原按）此乃胃内停水，水不化气，故水入则吐；水不上布而化津则渴；水潴于中而不降，州都乏液分利则尿少，病理至为明确。《伤寒论》有云："其人渴而口燥烦，小便不利者，五苓散主之。"又"渴欲饮水，水入则吐者……五苓散主之"。本证为水气内阻，津液不生，而非由胃中之燥热所致，故宜化气行水之五苓散。前医用温胃止呕剂而不效者，良由仅知温胃而不知行水化气耳。若能执中枢以运上下、调畅气机，则水从下降，自鲜上逆之犯，呕从何来。

第二节　大陷胸汤案

【案例】

沈家湾陈姓孩，年十四，独生子也。其母爱逾掌珠，一日忽得病，邀余出诊。脉洪大，大热，口干，自汗，右足不得伸屈。病属阳明，然口虽渴，终日不欲饮水，胸部如塞，按之似痛，不胀不硬，又类悬饮内痛。大便五日未通。上湿下燥，于此可见。且太阳之湿内入胸膈，与阳明内热同病。不攻其湿痰，燥热焉除？

于是遂书大陷胸汤与之。制甘遂一钱五分，大黄三钱，芒硝二钱。返寓后，心殊不安。盖以孩提娇嫩之躯，而予猛烈锐利之剂。倘体不胜任，则咎将谁归？且《伤寒论》中之大陷胸汤证，必心下痞硬，而自痛，其甚者或有从心下至少腹硬满，而痛不可近为定例。今此证并未见痞硬，不过闷极而塞，况又似小儿积滞之证，并非太阳早下失治所致。事后追思，深悔孟浪。至翌日黎明，即亲往询问。据其母曰，服后大便畅通，燥屎与痰涎先后俱下，今已安适矣。其余诸恙，均各霍然。乃复书一清热之方以肃余邪。嗣后余屡用此方治胸膈有湿痰，肠胃有热结之证，上下双解，辄收奇效。语云：胆欲大而心欲小，于是益信古人之不予欺也！

（曹颖甫．经方实验录．中国医药科技出版社，2014.）

【解析】

（编者按）病起即见脉洪大、大热、口干、自汗，似为阳明热证，但阳明热盛，耗竭津液，本当大渴引饮，今反不欲饮，且胸部如塞，故知胸中有水饮。热与水湿结于胸中，尚未结甚，故胸部如塞，按之似痛，不胀不硬。此为上湿也。又有大便五日不通，是阳明胃家燥结，故曰上湿下燥证。大陷胸汤之甘遂逐痰湿，芒硝、大黄攻燥结，上下双解也。

第三节　白虎加人参汤案

【案例】

友人郁祖安郡之女公子，方三龄，患消渴病。每夜须大饮十余次，每饮且二大杯，勿与之，则吵闹不休，小便之多亦如之，大便不行，脉数，别无所苦。时方炎夏，尝受治于某保险公司之西医，盖友人也。逐日用灌肠法，大便方下，否则不下。医诫勿与多饮，此乃事实上所绝不可能者。累治多日，迄无一效。

余诊之，曰：是白虎汤证也。方与：生石膏四钱，知母二钱，生草钱半，粳米一撮。加其他生津止渴之品，如洋参、花粉、茅根之属，五剂而病痊。顾余热未楚，孩又不肯服药，遂止服。越五日，旧恙复发，仍与原方加减，连服十五日，方告痊愈，口不渴，而二便如常。先后计服石膏达半斤之谱。

（曹颖甫．经方实验录．中国医药科技出版社，2014.）

【解析】

（编者按）仲景每每论及白虎加人参汤证均言及“渴”，如“大渴，舌上干燥而烦，欲饮水数升”“口燥渴”“渴欲饮水，口干舌燥”等，此证之渴，乃邪热内盛，耗气伤津所致。本案患者大渴引饮、大便不行、脉数，其热盛津亏之象已显，正合白虎加人参汤证。

方用白虎汤清解阳明热利，眼目在于西洋参、天花粉止渴增液，白茅根行水化气，则气化备矣。

第四节 猪苓汤案

【案例】

黄某，男，四十余岁。某夏，因长途步行，受烈日暴晒，回家时，自觉头眩，口渴，短气，发热，但又怕风不敢揭衣，少腹急迫，小便短而频数，尿色如血，脉浮大。

拟猪苓汤合六一散与服。茯苓 15g，泽泻 12g，猪苓 9g，京阿胶 9g（另炖），滑石 60g，甘草 4.5g。水煎。服后，所有症状全部消失。

（俞长荣．伤寒论汇要分析．福建人民出版社，1964.）

【解析】

（编者按）本案患者诸症皆为伤暑所致。暑热内侵，耗气伤津，则见头眩、口渴、短气、发热、恶风；暑热深入下焦，伤及肾与膀胱，又见少腹急迫，小便短赤而频；正如《素问·痿论》所说："有所远行劳倦，逢大热而渴，渴则阳气内伐，内伐则热舍于肾……"故投猪苓汤合六一散，养阴利尿和清解暑热并举，以加强清利下焦邪热之力。

所用猪苓汤善解水热互结，其"尿色如血"为临证眼目，猪苓利水兼能救阴，配伍茯苓、泽泻奏功；滑石利窍，阿胶补养血脉，勿使行阴反伤营血。

第五节 茵陈蒿汤案

【案例】

韩某，女，45 岁。1987 年 9 月 7 日初诊。自诉口渴，饮热则舒已两年余，口中黏腻不爽，纳差，形体肥胖，舌质淡胖，苔黄厚腻，脉沉弦而不数，前医用药，不外化湿养阴之品。

脉症合参，乃辨为湿遏热伏，久困脾阳，津不上承所致。《伤寒论》236 条曰："渴引水浆者，此为瘀热在里……茵陈蒿汤主之。"故拟茵陈蒿汤加味：茵陈 15g，焦山栀子、生大黄各 6g，熟附子 4g，茯苓 9g。2 剂，感口渴减轻，续服 5 剂，口渴即除。视其舌苔，稍现黄腻，嘱其改用佩兰 5g，薄荷 2g，生甘草 1g。泡水常服，以化尽体内余湿。随访半年，未见复发。

（陈明，张印生．伤寒名医验案精选．学苑出版社，1998.）

【解析】

（编者按）本案患者形体肥胖、苔黄厚腻、脉沉弦均为湿热之象。湿热困脾，阳虚不运，则纳差、舌淡胖；湿热内蕴，津液不化，故见口渴。湿热所致口渴的特点为渴不多饮，或渴喜热饮，常伴口中黏腻。故治以茵陈蒿汤加味以清宣湿热，继以佩兰等化其余湿，此皆法《素问·奇病论》中的"治之以兰，除陈气也"。

第六节 小柴胡汤案

【案例】

高某，男，43岁。有乙肝病史。1973年11月因检查生产误跌于河内，当晚就头痛、发热、恶寒。一医先用西药表散，后用中药清下，病不解，热反增；遂改用养阴清肺之剂，并结合青霉素肌内注射，紧接着又静脉滴注四五天。20天过后，患者卧床不起。每日上午体温较低，下午便39℃，合夜则40℃以上，且伴随舌燥口渴。初诊其脉，浮细而数；复审其症，小便清白。

遂断然说："此伤寒少阳证，当用小柴胡汤。"果然数剂，体温正常。

（高兴哲．中医溯源．山东科学技术出版社，2019.）

【解析】

（原按）医生惊愕："四大要证无一证出现，为何使用小柴胡汤？"答曰："发热而渴，小便清长，大便不坚，脉不洪实，故知病属少阳。宜小柴胡汤去半夏加葛根引阳明津液上升，则热渴可愈。"

第七节 柴胡桂枝干姜汤案

【案例】

刘某，男，48岁。患糖尿病已3年，又有肝炎及胆囊炎病史。口苦口干，渴欲饮水，饮而不解渴。查尿糖（++++）。伴有胸胁满而心烦，不欲食，食后腹胀，大便稀溏，每日二三次。舌质红，苔薄白，脉弦。

柴胡14g，黄芩10g，干姜10g，桂枝10g，天花粉15g，牡蛎30g，炙甘草10g。服药7剂后，口渴明显减轻，口苦消失。上方加太子参15g，又继续服用近20剂后，诸症全部消失。复查尿糖（-）。

（陈明，刘燕华，李芳．刘渡舟临证验案精选．学苑出版社，1996.）

【解析】

（编者按）柴胡桂枝干姜汤是小柴胡汤的一个变方，从药物组成来看，内含甘草干姜汤，兼用黄芩清胆火、桂枝开太阳。所以，本汤证的核心病机为胆热脾寒，枢机不利。其临床特点是既有胸胁苦满、疼痛，口苦咽干，心烦等症，又见脘腹胀满、便溏、不欲食等症。本案患者与柴胡桂枝干姜汤证表现相符，故投之立竿见影。

第十六章　呕吐案

对于呕吐证的原因，《内经》多有论述，《素问·脉解》载“物盛满而上溢，故呕也”。其原因多端，可涉及寒热虚实，如《素问·至真要大论》载“诸呕吐酸，暴注下迫，皆属于热”，又曰“诸逆冲上，皆属于火”。《素问·举痛论》载“寒气客于肠胃，厥逆上出，故痛而呕也”，《素问·厥论》载“手太阴厥逆，虚满而咳，善呕沫”。《伤寒明理论》中总结道：“伤寒呕，有责于热者，有责于寒者。至于吐家，则悉言虚冷也。”

本章通过桂枝汤、葛根加半夏汤、小青龙汤、五苓散、栀子生姜豉汤等类方医案，阐释呕吐证的辨治思路和各汤证的临证要点。

第一节　桂枝汤案

【案例】

某患者，男，58岁。2015年3月20日初诊。患者餐后呕吐已半年，经某医院检查，诊为浅表性胃炎，服药期间症状好转，但停药后则反复发作，久治未愈。经人推荐，来我医院中医门诊就诊。症见：餐后约20分钟出现呕吐，呕出为胃内容物，呕后则舒。少则3天1次，多则每日1次。面色无华，头晕乏力，心悸气短，时有自汗，四肢欠温，腹部时有隐痛，得温则舒，纳差，便溏，舌淡苔白，脉濡细无力。

参合脉症，辨为中阳不足，胃气上逆之证。方用桂枝汤加味。处方：白芍、桂枝、法半夏各20g，炙甘草10g，吴茱萸6g，生姜15g，大枣5枚。每日1剂，分3次温服。服药7剂后，诸症大减，呕吐消失，仅有恶心干呕。药已中病，守初诊方不变，连服10剂，诸症悉除。停药随访3个月，未见反复。

（田绍明．桂枝汤临床新用．中国民间疗法，2019.）

【解析】

（原按）本例患者属脾胃虚弱，运化失常，湿浊内生，上犯于胃，胃气上逆而致呕吐。脾失健运，土不生金，而致肺气虚弱；肺主皮毛，肺气虚则腠理不密，故见自汗；湿浊上犯于心，故见心悸气短。纳差、便溏、脉象濡细为脾胃虚弱之象。药用桂枝汤加法半夏、吴茱萸，使全方具有通阳固表、温中健脾、和胃降逆之功效，用于本证，药中病机，故疗效显著。

（编者按）脾胃虚弱，生化乏源，中阳不足，胃寒气逆，内则失于温养，外则不能固密，以桂枝汤温阳和里、调和营卫，合吴茱萸兼顾阳明中寒之意。

第二节 葛根加半夏汤案

【案例】

某患者，男，14岁。平素虽非特别强健但很少生病。某日放牧田亩，突然发热恶寒，呕吐，头痛欲裂，项背强急，身体疼痛。经小儿科治疗二三日，症状反剧，乃转内科，两日内昏厥数次，大渴引饮，谵言妄语，诊断为结核性脑膜炎。患者意识不清，唯以双手捧额呻吟，两目紧闭，发热已过40℃。脉浮紧，无汗，体疼，项背直，腹痛拒按而未至坚满，头痛欲裂，呕吐不止，口苦大渴，大便秘结，尿利减少而如血（以上为其母口述）。

葛根加半夏汤合白虎汤。是夜呕吐止，口渴稍减，热退至38.5℃，翌日向晓复发轻度呕吐1次，原方再服。午后热退至36.8℃，口渴，呕吐尽除，唯大便仍不通。双目仍紧闭，呻吟不已。是夜转用大柴胡汤合桃仁承气汤去芒硝，犹未服药，复起痉挛而陷入昏睡状态，据云当时夜深请不到医生，延至苏醒乃服此方，少停大便畅通，病去大半。第3日仍用原方，渐复常态。第4～6日仍用原方唯渐次减少大黄，第7日体温恢复正常，而痛已尽去。第8日因微渴、尿利减少，转用猪苓汤。

（朱木通．朱木通经方医案：中医临床廿五年．学苑出版社，2015.）

【解析】

（编者按）本案为痉病，仲景治法原载于《金匮要略》，有刚柔之分。该患无汗，原为刚痉，当以葛根汤为正治。因治疗迁延，邪气内陷，合并阳明热证。因呕吐明显，故以葛根加半夏汤解痉，合白虎汤清气分热。后以大柴胡汤合桃仁承气汤加减枢转气机、逐瘀泄热。

第三节 小青龙汤案

【案例】

吴某，35岁。妊子8个月余，因贫血一直服用补血药物。自谓恶心呕吐，3日来水米不入，呕吐物初为清稀痰涎，后杂有鲜血，呕吐时涕泪俱下，小便失禁，精神疲惫，痛苦不堪，颇有胎堕之虑。望其面色虚胖少华，神衰色暗，舌质淡青，润滑无苔，边有瘀斑（据云妊娠前即有瘀斑）。询知全身畏寒，四肢不温，口淡乏味。诊得脉来沉滑。

观其脉症，知为阳气虚弱，水饮内停。饮邪上逆则为呕吐；呕吐剧烈，络脉损伤，故而见血。小青龙汤为外有表寒、内有水饮之专方，今无表证而水饮内盛，故去麻黄、芍药，加茯苓治之。拟：干姜10g，桂枝10g，炙甘草6g，细辛6g，半夏10g，五味子6g，茯苓15g，生姜6片。一剂。二诊：呕吐止，胃纳醒，四肢转温，舌青略退，晨微恶心。水饮虽去大半，阳气尚未恢复，遂拟理中汤加半夏、茯苓善后。

（闫云科．临证实验录．中国中医药出版社，2005.）

【解析】

（编者按）“诸病水液，澄澈清冷，皆属于寒”。本案患者呕吐物为清稀痰涎，结合其畏寒、四肢不温、口淡乏味、面色虚胖少华、舌淡青、润滑无苔、脉沉滑，可知系阳虚不化，水饮内停。因其脉非浮而沉，故医者仅取小青龙汤中温化寒饮之药加减而取效。亦不妨试以真武汤化裁，依仲景之“若呕者，去附子、加生姜，足前为半斤”。

第四节 五苓散案

【案例】

友人王晓同寓云中，一仆十九岁，患伤寒发热，饮入下咽，少倾尽吐。喜饮凉水，入咽亦吐，号叫不定，脉洪大浮滑，此水逆证。投五苓散而愈。

（江瓘．名医类案．人民卫生出版社，2005.）

【解析】

（编者按）此阴虚阳浮，阳不得阴合而失于气化之五苓散证。发热、脉洪大浮滑，均为阳气浮于外之象；胃中阴虚燥热，则喜饮凉水；然虚燥太甚，胃气不和，气逆于上，故饮水不化，入咽即吐；五苓散可通阳化气行水，故投之而愈。

第五节 栀子生姜豉汤案

【案例】

陈某，男，13岁。1983年11月5日初诊。1周前感冒发热，家长给服感冒药后好转（药名不详），5天前晚上发热又起，仍给服前药，但热不退，且见心烦、心悸、寐差。经某医院西医检查：体温37.8℃，心率132次/分，律齐，第一心音稍弱，各瓣膜区未闻及杂音，心界不增大。心电图检查：Ⅰ度房室传导阻滞，T波低平。诊断为病毒性心肌炎，因家属不同意住院，门诊医生给予青霉素等抗生素及维生素C、三磷酸腺苷、乙酰辅酶A等治疗3天，症状无改变而来就诊。现症：发热，心烦闷，心悸心慌，寐差纳呆，恶心呕吐，二便正常，舌苔薄黄，脉数。

证属邪热内羁，热扰心窍，治宜清宣郁热、宁心除烦。处方：山栀子10g，淡豆豉15g，淡生姜3片，姜竹茹6g。3剂。

11月8日二诊：心烦、心悸、恶心、呕吐见减，仍纳差，苔薄黄，脉稍数，守上方加鸡内金6g，怀山药15g。再进2剂。

11月10日三诊：心烦、心悸、恶心、呕吐止，饮食渐增。复查心电图：窦性心律。予一味薯蓣饮调理善后。

（陈明，张印生．伤寒名医验案精选．学苑出版社，1998.）

【解析】

（编者按）“其在皮者，汗而发之”，今外邪袭表，治之不当，使表邪不解，入里化热。无形之邪热内扰胸膈，见心烦闷、心悸、心慌、寐差；火郁较甚，迫于胃腑，胃气不舒，则恶心呕吐、纳差；苔黄、脉数均为火热之象。故以栀子生姜豉汤清宣郁热。

方用栀子清心火，豆豉宣郁热，生姜降逆止呕，竹茹化痰热，后消息加减。

第六节　小柴胡汤案

【案例】

徐某，女，29岁。患顽固性呕吐已3年多，往往在进食后1～2小时即呕吐酸苦而多涎，右胁发胀，连及胃脘疼痛。脉沉弦而滑，舌苔白滑。

柴胡12g，黄芩9g，半夏14g，生姜14g，党参6g，炙甘草6g，竹茹12g，陈皮12g，郁金9g，香附9g，牡蛎12g。上方共服6剂，呕吐再未发作。

（刘渡舟，王庆国，刘燕华．经方临证指南．人民卫生出版社，2013.）

【解析】

（编者按）本案患者呕吐、胁胀、脉沉弦，皆为少阳见症。少阳枢机不利，常易使脾胃受累，正如仲景所云：“脏腑相连，其痛必下，邪高痛下，故使呕也，小柴胡汤主之。”亦即《内经》所云“邪在胆，逆在胃”。本案患者胃脘疼痛是阳明受累的表现。此外，患者呕吐多涎、苔白滑、脉滑，为痰湿内停，故以小柴胡汤加行气化痰之品，疗效甚佳。

第七节　大柴胡汤案

【案例】

羽流蒋尊病，其初心烦、喜呕，往来寒热、脉洪大而实。医初以小柴胡汤与之，不除。

予诊之曰：脉洪大而实，热结在里。小柴胡安能除也。仲景云：伤寒十余日，热结在里，复往来寒热者，与大柴胡。二服而病除。

（许叔微．许叔微伤寒论著三种．中国中医药出版社，2015.）

【解析】

（编者按）仲景所言小柴胡汤证条文较多，然其脉象不外脉弦细、脉沉紧两者。大柴胡汤证病机为少阳枢机不利，郁火较甚并于阳明，本案患者脉洪大而实，是阳明见症，故与小柴胡汤不效，而以大柴胡汤调枢机，兼泻阳明，则病除。

第八节　柴胡加芒硝汤案

【案例】

刘某，女，77岁，解村人。今冬某日，候诊者正以序就诊，突有两彪形汉负一老妪于诊断床，乞余为之先诊。谓半个月前脘腹胀痛，恶心呕吐，乡医点滴清霉素7天，毫无起色，遂进城住某医院。诊断：急性胆囊炎；双侧附件区液性病变性质待查；水电解质失调。经抗炎、支持、纠正电解质等治疗7天，每况愈下，已发病危通知书，建议转上级医院诊治。家属认为年事已高，大限将至，已备后事矣，然又不忍坐以待毙，遂来求诊也。观其皓首苍颜，发稀齿缺，病骨支立，色夭少泽，瞑目不语，呼之，目睁有神，舌淡红，苔黄腻。答问之声虽微，然语有伦次，询知身无寒热，嗌不容谷，强食之，必吐出，吐出物为黑红色黏液，嗳逆频频。十余日未得更衣，小便不利，口干不苦。脉沉弦细弱。腹诊：腹皮薄软，心下痞满，右胁下硬满，左少腹直肠、乙状结肠燥屎坚硬拒触。

脉症相参，断为肝胃不和，谷道闭塞，阳明已实，中气大虚之证。窃思，人之将死，必有阳气亡脱之象，或气促大汗，或下利不休，或神昏郑声。本案患者虽如经秋之叶，黄昏之阳，然尚未至油尽灯枯，病邪亦未步肓之上、膏之下，汤液应可及也，故勉力一试。其法当匡扶正气、攻下通幽。腑气通，升降行，生化始能复常，二法不可或缺。若以病重体弱，视硝、黄如虎狼，不敢越雷池一步，必致真阳沉沦，难以回春。虽仲圣有伤寒呕多，虽有阳明病不可攻下之训，然不予攻下，何以止吐？呕吐不止，水及电解质紊乱又何以纠正？且仲圣谓不可攻下，余以为系指单纯用承气汤而言，若和解少阳，兼治阳明，当不在禁忌之属。拟柴胡加芒硝汤加减：柴胡12g，黄芩10g，半夏15g，党参10g，甘草6g，生姜10g，芒硝10g（冲服），枳实10g，白芍15g。1剂。未时进药，服后时许，肠鸣腹痛甚剧，阖家惶恐，子夜吐泻俱作，先下黑色硬粪，后泻脓状黏便。次日，精神大好，饥而索食。此乃3日后电话询知也，因未能亲睹色脉，嘱以就地寻医调理云。

（闫云科．临证实验录．中国中医药出版社，2005.）

【解析】

（编者按）大柴胡汤用于治疗少阳病兼阳明热实证者，而柴胡加芒硝汤泻下作用不及大柴胡汤，强于和胃润燥，可用于治疗少阳病兼阳明热实而正气又虚者。

第九节　调胃承气汤案

【案例】

某患者，男，14岁。傍晚吃黑枣后睡眠，次日晨起即感腹痛，腹胀，恶心，呕吐，不能进食，来院就诊。查体一般状态良好，左上腹肌紧张，深触诊时可触及鸡卵大小的硬块，边缘光滑整齐，局部有明显的压痛。X线透视检查：服钡剂后见胃内有广泛的团块状充盈缺损，在团块周围钡剂围绕呈网格状颗粒状阴影及斑点状阴影，大小几乎相似，团块影随胃蠕动与推压时或变换体位时而移动变位。当即用中药调胃承气汤治疗。8天后X线钡剂胃肠透视复查，见胃内团块阴影显著缩小。又继续服上述中药1周后胃内团块阴影完全消失。

（李欣，关昕，李荣才．调胃承气汤治疗胃石症．中医药信息，1988.）

【解析】

（编者按）仲景设立三承气汤治疗阳明腑实证。调胃承气汤治疗燥热在胃，能够润燥泄热和胃，用于腑实证的开端。本方既能调和胃气，又能通肠下便。一方而具两法，陈修园称其为“法中之法”；小承气汤证的病变在小肠，主要用于大便硬，能够通腑气；大承气汤证病位在大肠，燥屎已成，能够峻下燥结、荡涤热实。本案乃胃石症，属腑实证范畴，显然病位在胃，用调胃承气汤泄腑通实，效果良好。

第十节　柴胡桂枝汤案

【案例】

陈某，女，43岁。2003年11月16日初诊。1周前无明显诱因，出现上腹部疼痛，某医予西药解痉止痛剂，服后仅缓解临时之痛，药效过后疼痛如前。现症：胃脘灼痛，涉及左胁，按之稍舒，汗出，恶风寒，低热（体温37.8℃），口苦，呕吐，食欲不振。舌红，苔薄白，脉浮弦数。

诊为胃痛，证属少阳胆火犯胃，兼风寒在表。治宜和解少阳、和胃止痛、解肌散风寒。用柴胡桂枝汤。处方：柴胡15g，黄芩10g，清半夏15g，党参10g，桂枝10g，生白芍10g，炙甘草6g，生姜10g，大枣6枚。水煎服。服3剂而愈。

（刘含堂. 经方治病验方录. 学苑出版社，2008.）

【解析】

（编者按）胃灼痛伴口苦、呕吐、纳差、脉弦，属少阳胆火犯胃；脉浮、寒热并见，为风寒在表。故以柴胡桂枝汤外解太阳、内和枢机。

第十一节　十枣汤案

【案例】

蔡某，50余岁。体质丰肥，素患水饮，数月一作。发时呕吐痰涎，必大吐稀饮数斗方松。且大便燥结，尝四五日不更衣。每如厕痛苦异常，必服西药方通，习以为常。曾因过啖生冷病骤发。每日约吐稀饮数升，延四五日病益剧。吐水日多，食不能入。大便七八日未行，服西药无效。脉沉细，按之弦滑。

脉症合参，断为悬饮。盖水饮留中，水精不能四布，肺失治节，无以输精于大肠，故为燥结。而停痰宿水，壅滞胸膈，日积月累，廓落满贮。不能容留，势必吐之而后快。如果累积累吐，正气相随以伤，故愈发愈剧。且生冷伤中，益阻痰水不得下行。故便愈结而吐益甚，寝至垂危。《金匮要略》云：“病悬饮者，十枣汤主之。”今病如此，非用不行。处方：大戟、芫花、甘遂各五分研细，大枣十枚煎汤送服三分之一，隔两小时又服其二分之一，旋即更衣，三次服完，水饮遂消。但胸间尚觉虚气作满，不能饮食，改用《外台》茯苓饮。云茯苓三钱、川沙参三钱、炒枳实二钱、炒白术三钱、广橘皮二钱半、生姜四钱。连服三剂，各恙悉痊。病者恐其复发，请立善后方。为干於术、云茯苓各四两，研细加糯米粉、白砂糖调和，每日早晚做粥，当点心服，以杜后患。从此遂未再发。

（郭奇远．民国全国名医验案类编续编．学苑出版社，2018.）

【解析】

（编者按）素患水饮，因夏季过食生冷而骤发。火曰炎上，水曰润下，其常也。然水不化津，停而为饮，失其润下之性而逆上，则上为呕吐涎饮，下见大便秘结。必施十枣汤之峻剂以攻逐水饮，病可愈。

方用大戟，极尽宣通之用；芫花入手太阴，辛以散饮；甘遂破癥坚积聚。

第十二节 甘草泻心汤案

【案例】

李某，女，60岁。1998年7月13日入院。主因泻痢止后，呕吐持续半个月不解，要求会诊。患者半个月前因脘腹胀满，里急后重，下痢白冻，便频不爽，身体发热，呕吐频作，经用中西药调治，痢疾虽止，但呕吐持续不解。刻诊：频频恶心，呕吐不止，伴有胃脘痞满，纳后尤甚，按之濡软，嗳气食臭，肠鸣便溏，形瘦体弱，疲惫怠动，心烦不安，舌红，苔白，脉弦细弱。

中医辨证：脾胃虚弱，升降失司，气结成痞。治宜：益胃扶脾，辛开苦降，散结消痞。方用：甘草泻心汤。处方：炙甘草12g，炒黄连6g，黄芩9g，清半夏9g，党参9g，干姜6g，大枣6枚（擘）。1剂，水煎2次，合汁再煎3分钟，分3次空腹服。7月14日二诊：恶心除，呕吐止，胃脘微满，叩诊有振水音，肠鸣便溏，继以生姜泻心汤，增强宣散水气之功，上方需减炙甘草为9g，加鲜生姜12g。1剂，煎服法同前。药后诸症悉除。

（柴瑞霭．中国现代百名中医临床家丛书：柴瑞霭．中国中医药出版社，2014.）

【解析】

（原按）痢后呕吐不解，其病机总归于脾胃虚弱，寒热错杂，升降失司，气结成痞。中焦痞结不除，则胃中虚气上逆不得和降，故痢止而呕不解。《伤寒论》谓："伤寒中风，医反下之，其人下利，日数十行，谷不化，腹中雷鸣，心下痞硬而满，干呕，心烦不安……甘草泻心汤主之。"故宗仲景之法施治而痊愈。

第十三节 瓜蒂散案

【案例】

丹溪治一少年，食后必吐出数口。却不尽出，膈上时作声，面色如常人。病不在脾胃，而在膈间。其得之由，乃因大怒未止，辄食面，故有此证。想其怒甚，则死血菀于上，积在膈间，碍气升降，津液因聚，为痰为饮，与血相搏而动，故作声也。用二陈加韭汁、萝卜子，二日以瓜蒂散吐之，再一日又吐之，痰中见血一盏，次日复吐之，见血一盅而愈。

（俞震．古今医案按．辽宁科学技术出版社，1997.）

【解析】

（编者按）怒则气血逆于上；大怒未止而进食，水津不化，停则为痰为饮；痰饮与瘀血结于膈间，发为噎膈。本案患者为少年，且面色如常人，故其病属实证。其在上者，因而越之，故以瓜蒂散涌吐痰涎治之。

方以瓜蒂为君，瓜中水液最润，而蒂为枢纽，具涌泄宣通之能。

第十四节　黄芩加半夏生姜汤案

【案例】

王某，男，28岁。初夏迎风取爽，而头痛身热，医用发汗解表药，热退身凉，头痛不发，以为病已愈。又三日，口中甚苦，且有呕意，而大便下利黏秽，日四五次，腹中作痛，且有下坠感。脉弦数而滑，舌苔黄白相杂。

辨为少阳胆热下注于肠而胃气不和之证。黄芩10g，白芍10g，半夏10g，生姜10g，大枣7枚，甘草6g。服3剂而病痊愈。

（刘渡舟．新编伤寒论类方．山西人民出版社，1984.）

【解析】

（编者按）本案患者初感外邪，虽经发汗解表，热退身凉。但3日后症状再起，见口苦、脉弦，此邪未尽解，传于少阳，胆腑郁热较甚，迫于阳明，上逆于胃则呕吐，下迫于肠则腹痛坠急、下利黏秽，与黄芩加半夏生姜汤病机相符，故3剂而愈。

方以黄芩为君，味苦气寒，形态中空，善清胆胃中热。更加半夏、生姜以止呕。

第十五节　黄连汤案

【案例】

某患者，男，17岁。1956年10月16日初诊。打篮球时，寒潮来袭受风寒。吃晚饭一半时，尽呕吐而出。腹痛欲解大便，所解不多。胸中疼热，微发热恶寒，夜睡不安。时时欲呕，饮水亦呕。面微有热色，体温37.8℃，自汗恶寒，胸腹烦痛，欲呕而呕不出，不渴不欲食，不知饥，舌尖红，苔黄白相兼，脉弦数。

证属风寒外感，胃热肠寒。方用：桂枝9g，黄连9g，法半夏9g，党参9g，炙甘草9g，生姜9g，红枣9g。服2剂。药后各症均除。

（张志民．伤寒论方运用法．浙江科学技术出版社，1985.）

【解析】

（编者按）本案患者因于外感风寒之邪，恶寒发热、自汗，为太阳表邪未解；胸中疼热、欲呕，为上热；腹痛欲大便为下寒。与仲景所论黄连汤证相似，然黄连汤证病机为邪虽陷于胸但有上趋达于表之势；而本案太阳见症明显，故用药以生姜易干姜，加强外散风寒之功。方名黄连汤，以黄连苦寒燥湿、善厚肠胃，故为君药。

第十六节　吴茱萸汤案

【案例】

友人汤聘三之少君子惠侨寓肖垣，患呕吐之证，医认为胃火上逆，屡用清降，其吐愈甚。因吐，气逆上焦，略现热象，复用泻火之剂，以致饮食不下。缠绵数月，势甚危殆。适余因公晋省相延诊视，细审其脉，两寸微洪，两关沉迟。系上热下寒之象，乃肝阳不足，阴气上逆，须用温肝降逆之剂，苦寒大非所宜，遂用吴茱萸汤以温之，药宜凉服，两剂吐平食下。随用温中健脾调理而愈。

（温存厚．温氏医案．中国中医药出版社，2015.）

【解析】

（编者按）本案患者脉见两关沉迟，其病机为厥阴肝寒，克犯脾胃，中焦亦寒。胃寒气逆故见呕吐，且屡用清降之法，呕吐更甚，确知其呕吐属寒。吴茱萸汤可用于肝胃虚寒，浊阴上逆证，方证相符，故获效甚速。

是方以吴茱萸为君，降浊阴之上逆，加人参、大枣缓吴茱萸下降之力，生姜止呕，以奏全功。

第十七节　四逆汤类案

【案例】

又有一等病，渴急欲饮水，但饮下不安，少顷即吐出，吐出片刻，复欲水饮，至于药食，毫不能下。此是阴盛格阳，肾经伤寒之证也，予反复思之，用仲景之白通汤，加人尿胆汁，热药冷探之法，一服稍解，三服全瘳，其在男子间有之，女子多有此证。

（赵献可．医贯．人民卫生出版社，2005.）

【解析】

（编者按）仲景在五苓散证中论及渴欲饮水，水入则吐之水逆证，然肾为主水之脏，少阴阳虚，气化失司，水饮内停，水津不化，不能上承，亦可见渴欲饮水，而饮不解渴。复因阴盛格阳，气逆于上，可致药食、饮水均不可下，故知本案患者必伴见阴盛格阳之象。

白通汤以干姜附子汤为底方，辛甘回阳以救逆，加葱白通行上下、破寒热关格。反佐人尿、猪胆汁，以奏全功。

【案例】

武胜门外田某儿媳患霍乱，吐泻无度，冷汗出，腹痛筋急，肢厥声小，皮瘪目陷，病来颇暴。予诊时，已服来苏散、藿香正气丸等药，虽无大讹，却不着痛痒，半日时刻，吐泻各在三十次以外，六脉全无，病已濒危，势不及救。

察证属寒多，欲与疠疫搏斗，拟通脉四逆汤加重其剂，方用：甘草二钱，干姜六钱，乌附八钱。并书简明医案于方首（霍乱寒多，渴不欲饮，饮亦喜热，舌苔白，吐泻多清水，不大臭，惟耽搁时间过久，救治较迟，肢厥筋挛，皮瘪目陷，六脉全无。病已造极。拟大剂温肾以启下焦生气，温脾以扶中宫颓阳，作最后挽救）。隔三时复诊，吐泻未止，厥逆未回，嘱照原方再进一剂。隔二时又再复诊，吐泻虽缓，厥逆仍未固，俨似正气与邪气同归于尽状，细审细察，探其手心，微有温意。曰：生机在此。盖正气过伤，迟迟其复，兆端已见，稍俟即当厥回向愈，嘱其续将三煎药服完，另用前方，姜、附各减为三钱，并加党参四钱，夜间作二次缓服。翌晨复诊，厥回脉出，已能起坐，特精力匮乏，为拟理中加知母、瓜蒌根善后。

（冉雪峰．冉雪峰医案．人民卫生出版社，1962.）

【解析】

（编者按）虽仲景云："霍乱，寒多不用水者，理中丸主之。"然本案患者吐泻过久，阳亡津脱，格阳于外，已成危候。故应以通脉四逆汤重剂温补元阳、解除格拒。手足四末为诸阳之本，而少阴生死存亡之关键在于能否阳回肢温，故据其吐泻缓而手心微有温意，可知已现生机。

【案例】

壬辰秋，余客天津。张鸿卿观察来速余诊。据云：夙病呕吐，延今偶触凉风，即泛冷涎，若将哕逆者然。余切其脉，沉细而迟，知是积寒久郁，非用大热药，不足消沉痼之逆冷，不能复耗散之元阳。用四逆汤加味，重剂与之，每剂用附子一两，共服至百数十剂，宿恙始痊。或问附子禀雄壮之质，用至一两，不嫌多乎？答曰：大寒证，非用斩关夺将之药不治，唯附子能通行十二经，无所不至，暖脾胃、通膈噎、疗呃逆，同干姜则热，同人参则补，同白术则除寒湿如神，为退阴回阳必用之味。近世疑而不用，直待阴极阳竭而用已迟矣。古人于伤寒阴证厥逆直中三阴及中寒夹阴，虽身热而脉细，或虚浮无力者，俱用附子以温理之。或厥冷、腹痛、脉沉细，甚则唇青囊缩者，亟须生附以温散之。东垣治阴盛格阳，面赤目赤，烦渴引饮，脉来七八至，按之即散者，用干姜附子汤加人参。余于此症，附子外又加干姜、吴茱萸、白术、人参，共服至百余剂而止。可见阴寒固结，非重剂不为功也。

（陈廷儒．诊余举隅录．中国中医药出版社，2015.）

【解析】

（编者按）夙病呕吐，触凉风即泛冷涎，可知属阴寒无疑也；脉沉细而迟，知元阳亏虚而阴寒内盛。故以四逆汤加味，重剂与之，宿恙始痊。

第十八节　真武汤案

【案例】

秦（五十一岁）。脉沉微，少腹冲气，两胁胀痛，呕逆。真武汤。治少阴之水，非真武不安。

（叶天士．叶天士晚年方案真本．学苑出版社，2011.）

【解析】

（编者按）脉沉微，病在少阴。少阴阳气坐镇于下，阴寒内盛，阳气虚衰，气化失司，水饮内停。水气上犯其势凶者，为少阴冲气，冲逆于上故见胁胀痛、呕逆。玄武为北方水神，真武汤能温下焦元阳以制水。

第十九节　乌梅丸案

【案例】

张某，女，51岁。口渴多饮，水入即吐3个月，确诊为神经性呕吐，经用和胃镇呕降逆之剂均无效。体质消瘦，自觉有气从少腹上冲胸，胸部灼热，遂即呕吐，长期不进饮食，所吐出皆痰涎黏液，伴有恶寒、手足厥冷等症，脉象沉弱，舌苔白腻。

综合脉症分析，当属足厥阴肝经证，《伤寒论》载“厥阴之为病，消渴，气上冲心，心中疼热，饥而不欲食。食则吐蛔。下之利不止”。《内经》谓“厥阴之上，风气主之，中见少阳”。少阳者肝中所寄相火也，肝中寄有相火，相火亢奋夹肝气上冲，可见消渴、气上撞胸、胸中疼热。肝经疏泄失常，气上冲逆而呕吐不止。肝与肾脂膜相连，肾阳衰微则厥逆恶寒。综合本案为肝热肾寒，脾胃升降失常，寒热错杂之证，宜乌梅丸。原方变汤剂，加半夏以降逆止呕。药用：乌梅20g，细辛5g，桂枝15g，人参15g，附子片10g，川花椒10g，干姜10g，川黄连10g，黄柏10g，当归15g，半夏15g。初服1剂，头次药皆吐出，二次药后未吐，仍自觉气上冲但力已弱，连续服药5剂，气不冲亦未出现呕吐，能进少量饮食，精神略振，手足转温，仍小有恶寒，唯痰多即恶心、头痛、胃脘不适，脉沉弱，舌苔白尖赤。此相火见敛，肝气平，肾阳渐复，脾胃得和，已见效，继以上方加瓜蒌仁15g，茯苓15g，麦冬15g。连进上方4剂，呕吐消失，手足已温，能进适量饮食，痰减少、胃脘舒，精神转佳，脉象沉中带有缓象，舌苔薄白，继续调治而愈。

（刘渡舟．当代医家论经方．中国中医药出版社，1992.）

【解析】

（编者按）张锡纯曰：“肝为外感所侵……至于病多呕吐者，亦因其疏泄之力外无所泻，遂至蓄极而上冲胃口，此多呕吐之所以然也。”乌梅丸敛肝泄热，可使肝条达疏泄之职复常，自不上冲则呕吐自止。

第二十节　干姜黄芩黄连人参汤案

【案例】

林某，50岁。患胃病已久。近来时常呕吐，胸间痞闷，一见食物便产生恶心感，有时勉强进食少许，有时食下即呕，口微燥，大便溏泄，一日二三次，脉虚数。与干姜黄芩黄连人参汤。处方：潞党参五钱，北干姜三钱，黄芩二钱，黄连一钱五分。水煎，待稍和时分四次服。本证属上热下寒，如单用苦寒，必致下泄更甚；单用辛热，必致口燥、呕吐增剧；因此只宜寒热、苦辛并用，调和其上下阴阳。又因素来胃虚，其脉虚弱，故以潞党参甘温为君，扶其中气。药液不冷不热分作四次服，是含“少少以和之”之意。因胸间痞闷热格，如果顿服，虑其药被拒而不入。

服一剂后，呕恶、泄泻均愈。因患者中寒为本，上热为标，先标已愈，应扶其本。仍仿照《内经》“寒淫于内，治以甘热”之旨，嘱患者购生姜、大枣各500g，切碎和捣，于每日三餐蒸饭时，置取一酒盏置米上蒸熟，饭后服食。取生姜辛热散寒和胃气，大枣甘温健脾补中，置米上蒸熟，是取得谷气而养中土之意。服一疗程后，胃病几瘥，食欲大振。后病又照法服用一疗程，胃病因而获愈。

（俞长荣．伤寒汇要分析．福建科学技术出版社，1964.）

【解析】

（编者按）食不得入，是有火也；病呕而吐，食久反出，是无火也。本案患者可见食下即呕、口微燥，为上热；大便溏泻，为下寒；因其上热下寒，两相格拒，故见呕吐。与仲景干姜黄芩黄连人参汤证相符，因患者胃病已久、脉虚数，故重用党参以补中气。

该方最善治疗关格呕吐，以黄芩、黄连清格阳所化之热，以干姜温中散格阳之寒，以人参益血气。

第二十一节　竹叶石膏汤案

【案例】

张某，女，25岁。因患乳腺炎，术后发热（38.5~39.5℃）。西医诊为术后感染，注射各种抗生素而无效。后用非甾体抗炎药发汗退热，然旋退旋升，不能巩固。因为手术之后，又几经发汗，患者疲惫不堪。症见：呕吐而不欲饮食，心烦，口干，头晕，肢颤。切其脉数而无力，舌质嫩红而苔薄黄。余问医院主治医曰：此何病耶？答曰：此乃败血病，不知中医能治愈否？余曰：患者已气阴两伤，尤以胃液匮乏为甚，而又气逆作呕，不能进食，则正气将何以堪？必须清热扶虚，而气阴两顾，方为合法。

处方：生石膏30g，麦冬24g，党参10g，炙甘草10g，粳米一撮，竹叶10g。此方仅服4剂，则热退呕止，而胃开能食。

（刘渡舟．伤寒论十四讲．人民卫生出版社，2013.）

【解析】

（编者按）本案患者术后体虚，又强发虚人之汗，故见疲惫、口干、头晕、肢颤等气阴不足之象，胃虚气逆则呕吐不能饮食；心烦、舌红、苔薄黄又系余热未除。竹叶石膏汤为白虎汤和麦门冬汤的合方，正如《医宗金鉴》所说：“以大寒之剂，易为清补之方。”

方用石膏为主药，质坚色白，味辛气淡，纹理如肌腠，善清阳明之热。竹叶清宣郁热，麦冬清润肺金，半夏降逆，更加党参、甘草、粳米以养胃气。

第十七章　痞　案

痞证与结胸病因类似，互为虚实。《伤寒明理论》载“二者俱是心下满硬，一为虚，一为实”，痞证之所以为虚，因“虚邪留滞，则但满而不硬痛也”。

本章通过半夏泻心汤、生姜泻心汤、甘草泻心汤等类方医案，阐释痞证的辨治思路和各汤证的临证要点。

第一节　半夏泻心汤案

【案例】

张某，男，36岁。素嗜酒成癖，1969年起呕吐，心下痞满，大便不调，多方治疗而效不显。其脉弦滑，舌苔白。

辨证：酒湿伤脾，郁而生痰，痰浊阻胃，升降失常，胃气不调，寒热相溷，中气则痞。治应和胃降逆、涤痰消痞。半夏12g，干姜6g，黄连6g，黄芩6g，党参9g，大枣7枚，炙甘草9g。服一剂，大便下白色黏液甚多，呕吐十去其七。又服一剂，利痞皆解，凡4剂痊愈。

（刘渡舟．伤寒挈要．人民卫生出版社，1983.）

【解析】

（编者按）虽仲景所论半夏泻心汤证乃因少阳证误下而成，然但凡脾胃气虚，痰浊内生，虚实夹杂，中焦痞塞，均可以半夏泻心汤加减治疗。其成因各异，然其要一也，即中焦痞塞，升降失职也。

方用半夏为君，其生当夏半，善引阳入阴、降逆止呕，配伍干姜，为仲景常用温中降逆之药。黄连、黄芩清湿热，党参、甘草、大枣补中。共奏调和寒热、消痞之功。

第二节　生姜泻心汤案

【案例】

潘某，女，49岁。主诉心下痞塞，噫气频作，呕吐酸苦，小便少而大便稀溏，每日三四次，肠鸣辘辘，饮食少思。望其人体质肥胖，面部浮肿，色青黄不泽。视其心下隆起一包，按之不痛，抬手即起。舌苔带水，脉滑无力。

辨为脾胃之气不和，以致升降失序，中夹水饮，而成水气之痞。气聚不散则心下隆起，然按之柔软无物，但气痞耳。遵仲景之法为疏生姜泻心汤加茯苓：生姜12g，干姜

3g，黄连6g，黄芩6g，党参9g，半夏10g，炙甘草6g，大枣12枚，茯苓20g。连服8剂，则痞消大便成形而愈。

（陈明，刘燕华，李芳．刘渡舟临证验案精选．学苑出版社，1996.）

【解析】

（编者按）本案患者心下痞塞、呕吐而下利、肠鸣辘辘、噫气频作，属生姜泻心汤证。同时患者体胖面肿、尿少、舌苔带水，可知其水饮较重，故加茯苓并重用以利水。生姜功兼散水，故用之。

第三节　甘草泻心汤案

【案例】

于某，女，36岁。1983年9月15日初诊。患者素体强健，1个月前因夜间睡时着凉，翌晨六时突然感到腹痛、肠鸣，随即腹泻，呈水样便，40～50分钟泻下1次，暴注下迫，频频呕吐水样物，继则住院治疗，诊为急性胃肠炎。治疗3天，病情好转出院。出院后两日，复吐泻不止，吐出为黄绿样水，泻下不化之物，又住某医院治疗6天，呕吐腹泻止。出院后复因食冷吐泻复作，呕吐食物，有时夹有血样物，泻下水粪夹杂，时有完谷不化，伴胃脘胀闷，食则甚，形体消瘦，面色萎黄呈脱水状。舌尖红，边有齿印，苔白厚微黄稍腻，脉沉，关上弦滑。

脉症合参，为中气虚，寒热不调，脾胃升降失职所致。治当缓急补中、和胃消痞止泻，以甘草泻心汤治疗。服1剂后呕吐即止，胀满减轻，又继服2剂，大便成形，日行3次，再服2剂而诸症皆除，未再复发。

（毕明义．重剂甘草泻心汤治疗急性胃肠炎60例．山东中医杂志，1986.）

【解析】

（编者按）本案患者吐泻反复发作，致使脾胃虚甚，升降失职，寒热错杂于中，故胃脘胀闷，胃气上逆则呕吐，脾气下陷则泻下水粪夹杂、完谷不化。故急以甘草泻心汤补中和胃消痞，中宫健、升降调则诸症皆除。

方以甘草为君，甘则缓之，能缓水谷，以利中焦运化。

第四节　大黄黄连泻心汤案

【案例】

孙某，男，60岁。病鼻衄而心烦，心下痞满，小便色黄，大便不爽，舌苔黄，脉寸、关皆数。辨为心胃之火，上犯阳络，胃气有余，搏而成痞。用大黄9g，黄连6g，黄芩6g。以麻沸汤浸药，只饮一碗，其病应手而愈。

（刘渡舟．通俗伤寒论讲话．上海科学技术出版社，1980.）

【解析】

（编者按）本案为无形邪热痞塞中焦之大黄黄连泻心汤证。仲景言“其脉关上浮”，浮即为阳脉之意，体现火热之象。患者尿黄、苔黄、脉数，皆为火热之象。无形邪热痞塞中焦，则心下痞满；胃热循经上扰则心烦、鼻衄；邪热痞塞，气机不畅，故大便不爽。以大黄黄连泻心汤泄热消痞，大黄推陈致新，黄芩、黄连清中焦热，以麻沸汤渍之，气重味轻，取其寒凉之性。

第五节 附子泻心汤案

【案例】

张某，女，63岁。2015年11月4日初诊。患习惯性便秘3年余，长期泡服番泻叶以通便，否则全身憋胀不舒，突出表现为胃脘痞满，口疮时作，腰腿发凉，需着厚裤，尤其夜卧需加被于下肢，盛夏亦需内着秋裤。刻诊：舌质淡微红，苔白微润，脉弦滑微数。

证属上热下寒。予附子泻心汤。药用大黄、黄连、黄芩（此三味开水浸泡15分钟后滤汁）、熟附子（先煎40分钟）各10g。然后二汁相合，分2次服。4剂。11月11日二诊：药后患者大便正常，停服番泻叶；胃痞减轻，但仍作口疮，下肢凉甚。继用上方6剂，服法同上。11月18日三诊：患者口疮消失，下肢发凉显轻，嘱其继用上方6剂，隔日1剂。12月23日四诊：大便正常，口疮未作，时觉胃痞，下肢仍凉，舌淡暗微红，苔微白，脉沉。仍处附子泻心汤：大黄、黄连、黄芩、附子（先煎30分钟）各10g。6剂，隔日1剂。此后间断服用本方10余剂，基本痊愈。

（柴馥馨，柴瑞霁．柴瑞霁运用附子泻心汤验案．山西中医，2017.）

【解析】

（编者按）本案患者已非如日中天之时，肾阳日渐衰退，加之长期服用苦寒泻下之品，伤及脾胃阳气，不得后天充养则元阳愈虚，阳虚不运，则愈泻愈秘；脾虚失运，中宫痞塞，则见胃脘痞满；不能斡旋于上下，心肾失于交济，则上热下寒，故口疮时作、腰腿发凉。治以附子泻心汤清上温下，寒热并行而不悖。

第六节 五苓散案

【案例】

胡某，男，38岁。1988年4月24日初诊。自觉胃部如有物梗塞，按压无痛，已7个月左右，诊为慢性胃炎，曾服用过香砂养胃丸、健脾丸及其他汤药。大便尚可，小便少，舌大苔滑，脉沉弦。

诊为心下痞，属内有水饮内停而致水痞，治以化气行水之法。茯苓30g，桂枝10g，白术10g，猪苓15g，泽泻18g，厚朴3g，陈皮3g。服上药3剂后症减，又以原方继进6剂而收全功。

（裴永清．伤寒论临床应用五十论．学苑出版社，2005.）

【解析】

（原按）五苓散原为太阳蓄水证而设，仲景在第156条用五苓散治心下痞（又称水痞），这一经验值得借鉴。其辨证论治之要点在于小便不利和舌苔水滑、脉沉弦。余以五苓散为主，时而加生姜（取茯苓甘草汤之义），治疗这类因水饮内停的心下痞证（患者常被诊断为慢性胃炎），收效满意，继以健脾丸善后（改丸成汤剂服用）。

第七节　旋覆代赭汤案

【案例】

黄某，女，25岁。患呃逆证已1年余，曾经多方治疗，效果不显。每于精神紧张之时，呃逆更甚。自觉胃中饱闷，时有逆气上冲，气冲有声，声短而频，不能自制。近来逐渐加剧，以致情绪不安，心情烦闷，睡眠差，影响听课学习。1964年夏，患者来中医学院就诊于余，呃逆频作，面色少华，舌淡质嫩，苔腻微黄，脉象沉缓而弦。

《景岳全书》曰："致呃之由，总由气逆。"此系阳虚胃寒，中焦气机升降失调，寒气上逆，胃气不降所致。治宜温中降逆、调和气机，方用旋覆代赭汤加味。旋覆花9g，代赭石12g，法半夏9g，明党参15g，砂仁9g，厚朴9g，生姜3片，大枣5枚，甘草6g。服两剂后，呃逆减少，间隔时间有所延长，脘闷气逆亦感减轻。患者自知服药有效，情绪亦好转，睡眠、饮食均有改善。脉沉缓，关部尚弦。腻苔已退，苔薄白而润。继以温中益气、和胃降逆治之。用前方，明党参增至30g，加入公丁香3g，柿蒂6g，连服4剂，呃逆不再发作。

（吴元坤．吴佩衡医案．云南人民出版社，1979.）

【解析】

（编者按）《景岳全书》载："致呃之由，总由气逆。"中焦气机升降失司，逆气上冲是呃逆的直接原因。然而导致胃气上逆的原因很多，本案患者每于精神紧张则呃逆更甚，脉有弦象，因此可知系肝气犯胃，胃气上逆所致。患者脾胃虚弱，失于运化，痰湿内停，故见面色少华、苔腻、脉沉缓；而仲景之旋覆代赭汤证病机正是脾胃气虚，痰饮之邪和肝气合而上犯于胃，因此方证相合，疗效甚佳。

旋覆花滴露而生，性善下气，代赭石色赤体重，性善重坠。二者并用，善下痰气之痞结。

第八节　桂枝人参汤案

【案例】

治刘君，病痢复作，投当归银花汤，另送伊家制痢疾散茶二包，病虽愈，唯痢后白色未减，心下痞硬，身热不退。思仲景《伤寒论》说："太阳病，外证未除而数下之，遂协热而利，利下不止，心下痞硬，表里不解者，桂枝人参汤主之。"遂书此以服，大效。后因至衡州取账目，途中饮食不洁，寒暑失宜，病复大作，遂于衡邑将原方续服三剂乃愈。

（熊寥笙．伤寒名案选新注．四川人民出版社，1981.）

【解析】

（编者按）本案患者反复下利，迁延日久，导致脾胃气虚，失于斡旋，故见心下痞硬；而身热不退，为外邪不解；因其利下皆为白色，可知病属虚寒；故治以桂枝人参汤温中止利。人参汤温开太阴，加桂枝兼治外感，表里同治。

第九节 大柴胡汤案

【案例】

平某，男，44 岁。感冒后头痛，周身酸痛，无汗，胸满，不欲饮食。午后身热，体温 37.5～38℃，小便黄，舌苔白腻，脉弦细而浮。

刘渡舟辨为湿热羁于卫气之间，治以芳化与淡渗相兼之法：白豆蔻 6g，杏仁 9g，薏苡仁 9g，半夏 12g，佩兰 9g，连翘 9g，滑石 12g，通草 9g，大豆卷 10g。服两剂，头身疼痛大减，但午后发热仍不解，下利黏秽，里急后重，腹中疼痛，心胸烦满，胃脘痞塞，呕恶而不欲食。刘渡舟根据六经辨证认为本病属表邪入里，湿热蕴结三焦，少阳枢机不和，阳明胃肠不调之证。疏方：柴胡 12g，黄芩 9g，半夏 12g，生姜 12g，枳实 10g，大黄 5g，白芍 10g，大枣 5 枚。服第 1 剂，周身汗出，肠鸣咕咕作响。服第 2 剂，大便排出许多臭秽之物，腹痛随之缓解。再剂后，则下利、痞满、喜呕等症悉愈。

（刘渡舟．经方临证指南．天津科学技术出版社，1993.）

【解析】

（编者按）本案患者呕恶、下利、胃脘痞塞，与《伤寒论》第 165 条“伤寒发热，汗出不解，心中痞硬，呕吐而下利者，大柴胡汤主之”相符，病属邪入少阳而兼见阳明里实之证。仲景多次论及呕、利、痞，然病机不同而治亦不同。泻心汤证之呕利痞为脾胃虚弱，虚实寒热错杂于中；桂枝人参汤证之呕、利、痞为表邪不解，太阴虚寒，寒气滞留胸脘，升降失常。临证应详辨寒热虚实，不可从一而论。

第十节 十枣汤案

【案例】

窦某，女，32 岁。1960 年 10 月 10 日初诊。因饮食粗劣，而出现心下痞硬而满，胸胁掣痛 1 年余。嘈杂便秘，屡服健脾温胃、理气止痛之品而效果不佳。诊见舌质淡，苔白滑，脉沉弦。胃肠钡餐透视检查示肥厚性胃炎。

吕同杰予以大戟 9g，芫花 9g，甘遂 9g，大枣 10 枚。水煎分 2 次服用。服药半剂即吐出积食水饮甚多，后又腹泻数次。随后诸症悉除，随访至今未犯。

（曾福海．伤寒论方证辨析与新用．陕西科学技术出版社，1997.）

【解析】

（原按）患者为肥厚性胃炎，病因饮食而起，所伤在胃，但其症心下痞硬而满、胸胁掣痛，符合十枣汤主症，是以用十枣汤，药进半剂即吐出积食水饮甚多，后又腹泻数次，诸症平复。可见十枣汤之用，当依主症主机为准，可不拘于胸膜炎症，此其一。其二，是案用药，并非以散，而改为汤剂，效果亦佳。

第十八章　下利案

《素问·阴阳应象大论》载“清气在下，则生飧泄”，揭示了下利一证之核心病机。然而外感与内伤两者又有不同，《伤寒明理论》曰：“杂病自利，多责为寒。伤寒下利，多由协热。”

本章通过葛根汤、葛根黄芩黄连汤、小青龙汤等类方医案，阐释下利证的辨治思路和各汤证的临证要点。

第一节　葛根汤案

【案例】

刘某，男，4岁。1984年3月5日初诊。患儿前日汗后受凉，昨日起发生肠鸣腹泻，大便清稀带泡沫，日数次，伴见恶寒发热，无汗，鼻塞流涕，纳呆，舌淡红，苔薄白，脉浮数。

证属外感风寒腹泻，拟解表散寒为治。用葛根汤原方：葛根12g，麻黄5g，桂枝6g，白芍10g，大枣3枚，生姜2片。药进1剂腹泻减、表证除，再剂则泻止而愈。

（石宜明．葛根汤治疗小儿外感腹泻．四川中医，1987.）

【解析】

（编者按）风寒之邪不得外达，致表里不和，故恶寒发热、下利而脉浮，即仲景之太阳阳明合病也。其治但须解表，表解则里自和，以葛根汤解表止利。

第二节　葛根黄芩黄连汤案

【案例】

李孩，痧发未畅，下利而臭，日行二十余次，舌质绛，而苔白腐，唇干，目赤，脉数，寐不安。

宜葛根芩连汤加味。粉葛根六钱，细川连一钱，怀山药五钱，生甘草三钱，淡黄芩二钱，天花粉六钱，升麻钱半。

李孩服后，其利渐稀，痧透有增无减，逐渐调理而安。

（曹颖甫．经方实验录．中国医药科技出版社，2014.）

【解析】

（编者按）痧发未畅，下利而臭，显属热利，病机为邪陷阳明，故投葛根黄芩黄连汤，易为生甘草，合天花粉、升麻以清热生津、解毒透疹，山药以健脾护中。

第三节 小青龙汤案

【案例】

李某，男，50岁。1985年3月6日初诊。自诉昨晚起腹泻，至今晨已7次，泻物如水下注，无臭秽，腹中雷鸣，脐中隐痛，微恶风，头晕，泛恶，小便量少色清，舌苔薄白，脉弦细。

肺与大肠相表里，此属风寒犯肺，致大肠传导失司之证。治拟温肺散寒，以复大肠传导之职，小青龙汤主之。处方：麻黄、干姜、五味子各7g，桂枝、法半夏各10g，白芍12g，细辛、甘草各5g。1剂。药后，微汗出，风寒去，泻止而愈。

（张育清．小青龙汤新用二则．新中医，1987.）

【解析】

（编者按）患者泻下如水、少臭，小便量少色清，苔白脉弦，证属寒饮内停；又见表气不和之恶风，可知肺治节失职，失于主表卫外，又不能通调水道，水液不走膀胱而偏渗于大肠。以小青龙汤温化寒饮、外散表寒，则肺治节有权，病可愈。

第四节 桂枝人参汤案

【案例】

某患者，女，3岁。疹子已收，身热不退，体温39℃（有无头痛恶寒，不得而知），下利日十余次，俱为黄色粪水，脉数无歇止，舌质尚正常，遂诊为疹后热毒不净作利，与葛根黄芩黄连汤加石榴皮。服后体温反升至39.5℃，仍下利不止。嗅其粪味，并无恶臭气。沉思再三，观患儿颇有倦容，乃毅然改用桂枝人参汤仍加石榴皮，一服热利俱减，再服热退利止。

（沈炎南．伤寒论医案选评．广东中医，1963.）

【解析】

（编者按）本案患者出疹后发热、下利，初诊为疹后热毒不净作利。然患者下利无恶臭气味，虽发热、脉数，但舌质正常，加之患者面带倦容，可知其下利非里热所致。故投葛根黄芩黄连汤致下利不止，且体温反升。综其脉症，该患属表里俱寒之桂枝人参汤证，治当温阳止利，兼以解表。

第五节 半夏泻心汤案

【案例】

徐某，男，42岁。1958年8月起食欲不振，疲乏无力，大便日2～4次，呈稀糊状，腹胀多矢气，曾在某医院诊断为慢性肝炎，治疗10个月出院。此后因病情反复发作，5年中先后4次住院，每次均有明显的肠胃症状。1964年1月住入本院，8月7日会诊。经治医师汇报：患者丙氨酸氨基转移酶略高，唯消化道症状明显，8个月来多次应用中西药物治疗，终未收效。现仍食欲不振，口微苦，食已胃脘满闷腹胀，干噫食臭，午后脘部胀甚，矢气不畅，甚则烦闷懒言，不欲室外活动，睡眠不佳，舌苔白润微黄，脉沉而有力，右关略虚。

本病为寒热夹杂，阴阳失调，升降失常的慢性胃肠功能失调病证。取用仲景半夏泻心汤，以调和之。党参9g，清半夏9g，干姜4.5g，炙甘草4.5g，黄芩9g，黄连3g，大枣4枚（擘）。以水500mL煎至300mL，去渣再煎取200mL，早晚分服，日一剂。此药服后，患者诸症逐渐减轻，服至40余剂时，患者自作总结：治疗月余后在5个方面有明显改善。食欲增进，食已脘中胀闷未作，腹胀有时只轻微发作，此其一；精力较前充沛，喜欢散步及室外活动，时间略长也不感疲劳，此其二；大便基本上1日1次，大便时排出大量气体，消化较好，此其三；肝区疼痛基本消失，有时微作，少时即逝，此其四；睡眠增加，中午亦可睡半小时许，此其五。多年之病，功效明显。

（中医研究院．岳美中医案集．人民卫生出版社，1978.）

【解析】

（编者按）本案患者病程久，反复发作，致使脾胃虚弱，中焦运化失职，终致气机痞塞，寒热错杂。半夏泻心汤可补益脾胃、辛开苦降、调理寒热，故使多年顽疾迎刃而解。

第六节 生姜泻心汤案

【案例】

彭某，女，30岁。1965年8月26日初诊。因吃葡萄而患腹泻已3天，每日排3次水样便，腹微疼，咽干不思饮，心下痞满，纳差，嗳气，腹时胀满而肠鸣辘辘，四肢乏力，苔白腻，脉弦滑。

原为中寒，又值外邪相加，中阳不运，水饮内作，故见肠鸣下利、嗳气、纳差等症。与生姜泻心汤：生姜12g，干姜3g，炙甘草10g，党参10g，半夏12g，黄芩10g，黄连10g，大枣4枚。服1剂，腹泻、腹痛止。3剂病愈。

（冯世纶．经方传真．中国中医药出版社，1994.）

【解析】

（编者按）本案患者因进食生冷而伤及中阳，致使脾胃运化失司，气机升降失常，中焦阻滞，发为痞证。因其痞满伴肠鸣辘辘，苔白腻，脉弦滑，此为水饮内停，故以生姜泻心汤健脾和胃、散水消痞。

第七节 甘草泻心汤案

【案例】

刘某，男，36岁。1976年10月23日初诊。4年前因伤食引起腹泻，经治获愈。但遇进食稍多或略进油腻即复发，发时脘腹胀闷，肠鸣辘辘，大便稀溏，夹有不消化食物或黏液，日 2～3 次，并有心悸、失眠、眩晕，脉象沉细，舌苔白而微腻；腹平软，脐周轻度压痛。经治无效。

予甘草泻心汤（炙甘草、党参、黄连、黄芩、姜半夏、干姜、大枣）加白术、川厚朴、茯苓、秫米、焦三仙。服 3 剂即大便成形，纳增，睡眠转佳，尚有肠鸣、心悸。原方去川厚朴加桂枝，续服 6 剂，大便正常。以参苓白术丸、归脾丸善后。

于 2 年 8 个月后随访，腹泻未再发作。

（张常春．甘草泻心汤治疗慢性腹泻 22 例．浙江中医药，1979.）

【解析】

（编者按）饮食自倍，肠胃乃伤。患者脾胃受伤，运化无力，终致水饮、食滞内停，进而阻滞气机。该患脾胃虚弱于前，气机痞塞于后，中焦呆滞又可进一步加重脾胃虚弱。投甘草泻心汤补中和胃而消痞，则诸症可除。

第八节　赤石脂禹余粮汤案

【案例】

陈某，男，67 岁。患者年近古稀，恙患泄泻，屡进温补脾肾诸药，淹缠日久，泻总不止。症见形瘦面焦，懒言短气，脉息细弱，舌淡苔白。病系久泻滑脱，治应固涩。方用赤石脂禹余粮汤合四神丸、五味异功散加减：赤石脂 24g，禹余粮 18g，肉豆蔻 9g，党参 15g，白术 9g，茯苓 9g，陈皮 3g，炙甘草 3g，巴戟天 9g。服 5 剂显效，续服 5 剂，诸恙均转安。后予参苓白术散 15 剂，嘱隔日 1 剂，恢复正常。

（高德．伤寒论方医案选编．湖南科学技术出版社，1981.）

【解析】

（编者按）本案患者年老气虚，脾肾不足，但屡屡温补脾肾，泻总不止。考虑久泻滑脱，因此只补不固，徒劳无益，故加用赤石脂禹余粮汤而愈。

赤石脂色赤质涩，长于收敛，以固肠胃。禹余粮色黄味甘，得土气之精，补益脾胃。二味同用，为脾虚滑脱之要剂。

第九节　小承气汤案

【案例】

治一人。伤寒至五日，下利不止，懊侬目张，诸药不效，有以山药、茯苓与之，虑其泻脱也。李诊之曰：六脉沉数，按其脐则痛，此协热自利，中有结粪，小承气倍大黄服之，果下粪数枚，利止，懊侬亦愈。酒洗大黄 12g，厚朴 9g，炒枳实 6g。

（熊寥笙．伤寒名案选新注．四川人民出版社，1981.）

【解析】

（原按）六脉沉数，沉为在里，数则为热，按其脐则痛，中有结粪，此热结里实阳明证，与中焦虚寒下利大相径庭，脉症合参，辨证精确，故投剂立效。方用小承气汤微和胃气，勿令大泻下，名曰小者，味少力缓，制小其服耳。

第十节　大承气汤案

【案例】

李某，男，35岁。病下利腹痛，肛门灼热如火烙，大便后重难通。曾自服十滴水，腹痛当时得以减缓，下利3日未作。至第4天，腹痛又发，较前更严重，里急后重，下利皆为红白黏液，有排泄不尽之感。以手按其腹，疼痛叫绝。脉沉有力，舌苔黄厚。

其证始于胃肠积热，乃葛根黄芩黄连汤证，反服十滴水热性之品，使邪热凝结不开，以致气血腐化为红白之利。治当通因通用，荡涤胃肠积滞以推陈致新。大黄10g，玄明粉10g（冲服），枳实10g，厚朴10g，滑石10g，青黛3g，甘草3g。服药1剂后，大便泻下黏秽数次，诸症随即而愈。

（刘渡舟．经方临证指南．天津科学技术出版社，1993.）

【解析】

（编者按）下利一证，有寒热虚实之别。本案患者下利、舌苔黄厚、脉沉有力，可知病属里热实证。乃肠中积滞不去，蒸迫而下。积滞不除则下利不止，故通因通用，以大承气汤荡涤。

大承气汤以大黄为君，推陈致新，枳朴同用，除满行滞。医案所用玄明粉为芒硝之精华，味咸性寒，软坚泄热。

第十一节　大柴胡汤案

【案例】

陈某，女，42岁。2016年9月4日初诊。患者下痢时发时止已两年余，曾经多方医治未效，近3个月来发作更为频繁，大便每日达3～5次，便下脓血，伴腹痛下坠，脘腹满闷，恶心不思饮食，口苦干，舌红，苔白厚根黄腻，脉弦数。

证属湿热蕴伏大肠，治拟清泄大肠湿热，方用大柴胡汤去生姜，加川黄连、木香。服后即便下较多白色黏液，待3剂尽，大便次数减少，已无脓血，腹痛口苦除，纳食增，苔薄白，原方再进3剂以资巩固。

（陈谦峰，谢斌．大柴胡汤古方新用举隅．光明中医，2017.）

【解析】

（原按）医者多认为休息痢以虚为主，故治疗每用补脾益气佐以行气之品。但临床所见，虚者有之，实者亦多。正如《赤水玄珠》所云："休息痢者……因始得之时，不曾推下，就以调理之剂，因循而致也；又或用兜涩药太早，以致邪不尽去，绵延于肠胃之间而作者。"此时若用补益之剂，不免助邪养奸，故用大柴胡汤加减通里攻下，使邪去正安，疾自愈。

第十二节　黄芩汤案

【案例】

王某，男，30岁。1953年4月11日初诊。患者病初恶寒，后则壮热不退，目赤舌绛，烦躁不安，便下赤利，微带紫暗，腹中急痛，欲便不得，脉象洪实。余拟泄热解毒，先投以黄芩汤：黄芩、白芍各12g，甘草3g，大枣3枚。服药2剂，热退神安痛减，于13日改用红痢枣花汤……连服3剂获安。

（倪少恒．痢疾的表里寒热治验．江西医药杂志，1965.）

【解析】

（编者按）本案患者初感寒邪，随即表邪入里化热，郁于少阳，内迫肠胃，故见下利；少阳火郁，气机不利，故腹中急痛、欲便不得。治以黄芩汤，黄芩中空苦寒，善清肠中湿热，白芍敛阴和营，甘草、大枣益脾胃，故有清热止利之功。该方被誉为“万世治利之祖方”。

第十三节　四逆汤案

【案例】

周某，年届弱冠，大吐大泻之后，汗出如珠，厥冷转筋，干呕频频。面色如土，肌肉消削，眼眶凹陷，气息奄奄。脉象将绝，此败象毕露。

处方：炮附子30g，干姜150g，炙甘草18g。一边煎药，一边灌猪胆汁，幸胆汁纳入不久，干呕渐止，药水频投，徐徐入胃矣。是晚再诊：手足略温，汗止，唯险证尚在。处方：炮附子60g，川干姜45g，炙甘草18g，高丽参9g。急煎继续投药。

翌日：其家人来说：“昨晚服药后呻吟辗转，渴饮，请先生为之清热。”观其意嫌昨日姜附太多也。吾见患者虽有烦躁，但能诉出所苦，神志渐佳，诊其脉亦渐显露，凡此皆阳气复振机转，其人口渴、心烦不耐、腓肠肌硬痛等症出现，原系大吐大泻之后，阴液耗伤过甚，无以濡养脏腑肌肉所致。阴病见阳症者生，且云今早有小便1次，俱佳兆也。照上方加茯苓15g，并以好酒用力擦其硬痛处。两剂烦躁去，诸症悉减，再两剂，神清气爽，能起床矣！后用健脾胃、阴阳两补诸法，佐以食物调养数日复原。

（许大彭．许小逊先生医案．广东医学，1963.）

【解析】

（编者按）大吐大泻，致阳亏阴竭，故见厥冷转筋、脉绝等败象。治当回阳救逆，然汗出如珠、干呕频频，可知阴寒太盛，阳已格拒于上，恐不受辛热之剂，故加猪胆汁以反佐，引阳入阴。药后患者渴饮、心烦，乃阴邪退却，阳气来复之象，继以茯苓四逆汤回阳益阴、宁心安神。法施有序，其效立竿见影。若以苦寒清热，则遏其生机，如仲景所言“反与黄芩汤彻其热……除中，必死”。

第十四节　通脉四逆汤案

【案例】

至元己巳六月，罗住夏于上都，佥事董彦诚，年逾四旬，因劳役过甚，烦渴不止，极饮湩乳，又伤冷物，遂自利，肠鸣，腹痛，四肢逆冷，汗自出，口鼻气亦冷，六脉如蛛丝，时发昏聩，众医议之，以葱熨脐下，又以四逆汤五两，生姜二十片，连须葱白九茎，水三升，煮至一升，去渣凉服，至夜半，气温身热，思粥饮，至天明而愈。《玉机真脏论》云脉细，皮寒气少，泄利，饮食不入，此谓五虚，死；浆粥入胃，则虚者活，信哉。

（江瓘．名医类案．人民卫生出版社，2005.）

【解析】

（编者按）阳气者，烦劳则张，故见烦渴；本因过劳伤阳，加之进食冷物，终致阳气大伤，自利、肠鸣、腹痛、四肢逆冷、口鼻气冷、时发昏聩，均为元阳亏虚，阴寒内盛之象；据其六脉如蛛丝、汗自出，可知虚阳外越之势已现。故以通脉四逆汤配合熨法以急救回阳固脱。

第十五节　白通汤案

【案例】

周孔昌，体胖而弱，忽然腹痛泄泻，十指稍冷，脉甚微，因与理中汤。服后，泄未止而厥逆愈进，腹痛愈甚，再诊无脉，知阴寒入肾。盖理中者，仅理中焦，与下焦迥别，改进白通汤，一服而安。

附：次日其堂兄腹痛缠绵，渐至厥逆，二便阻闭，胀闷之极，已进攻下，而痛愈重，促余诊治，六脉俱无，且面青唇白，知为寒邪入肾，亦与白通汤，溺长便利而安。

（谢映庐．谢映庐医案．上海科学技术出版社，2010.）

【解析】

（编者按）仲景云："伤寒脉浮而缓，手足自温者，系在太阴。"今下利脉微、指冷，故知阴寒入肾。四逆汤能补阳祛寒，若寒气太重，凝结成冰，则非破不可，白通汤则能补阳破阴。肾者胃之关，所以司启闭出入也。肾气不化，则关门不利，开而不阖则泄利、小便数多；阖而不开则便秘、癃闭。值此之由，总因肾败。

第十六节　白通加猪胆汁汤案

【案例】

俞某，男，6个月。1972年12月19日初诊。家人代诉：患儿已腹泻13天，近日腹泻加重。住院检查：营养差，神疲，皮肤弹性差，前囟凹陷，口唇干燥。血常规：红细胞计数3.21×10^{12}/L，白细胞计数3.2×10^{9}/L，中性粒细胞百分比38%，淋巴细胞百分比62%。诊断：单纯性消化不良并脱水；营养不良Ⅰ°～Ⅱ°。前后用过乳酶生、氯霉素、新霉素及葛根黄芩黄连汤加味等中西药物治疗，仍泻下无度，烦躁不安，口渴，呕吐水样液。翌晨，患儿体温高至38℃，无涕泪，弄舌，烦躁，口渴，小便不利，面色皖白，目眶凹陷，睡卧露睛，即紧急会诊。诊见舌苔白腻，脉细数无力。

此为患儿久泻，脾阳下陷，病邪已入少阴，有阴盛格阳之势。病已沉重。予白通加猪胆汁汤：川附片15g（开水先煨），干姜4.5g，葱白2寸（后下）。水煎3次，汤成，将童便30mL，猪胆汁6mL，炖温加入，分6次服。12月21日二诊：体温降至正常，泄泻亦减，治以温中散寒、健脾止泻，用桂附理中汤加味。

（廖濬泉．小儿泄泻．新中医，1975.）

【解析】

（编者按）本案患者下利无度，且迁延日久，不仅重伤脾阳，已病至少阴。其面色皖白、小便不利、目眶凹陷，为阳气衰微，阴液耗竭。本已烦躁，有阳气不能内敛之象，又加发热、无涕泪，是非外感也，实为无根之阳外脱，病情危笃。急用白通汤破阴回阳，并加人尿、猪胆汁以引阳入阴，解除格拒之势。

第十七节　吴茱萸汤案

【案例】

有人病伤寒数日，自汗，咽喉肿痛，上吐下利。其脉三部俱紧。医作伏气。予诊之曰：此证可疑，似是之非，乃少阴也。其脉三部俱紧，安得谓之伏气？伏气脉必浮弱，谓非时寒冷，着人肌肤，咽喉先痛，次下利者是也。近虽有寒冷不时，然当以脉证为主，若误用药，其毙可待。予先以吴茱萸汤救之，次调之以诸药而愈。

（许叔微．许叔微伤寒论著三种．中国中医药出版社，2015.）

【解析】

（原按）仲景论伏气之病，其脉微弱，喉中痛，似伤寒，非喉痹也，实咽中痛，今复下利。仲景少阴云：病人手足俱紧，反汗出者，亡阳也，此属少阴证，法当咽痛而复吐利。此证见少阴篇。今人三部脉俱紧，而又自汗咽痛下利，与伏气异。然毫厘之差，千里之谬，须讲熟此书，精详分别，庶免疑惑矣。

第十八节　桃花汤案

【案例】

廖，脉细自利，泻血，汗出淋漓，昏倦如寐，舌紫绛，不嗜汤饮，两月来，悠悠头痛。乃久积劳伤，入夏季发泄，阳气冒颠之征。内伤误认外感，频投苦辛消导，大劫津液，少阴根底欲撤，阳以汗泄，阴以下泄，都属阴阳枢纽失交之象。此皆见病治病，贻害不浅。读长沙圣训，脉细如寐，列于少阴篇中，是摄固补法，庶可冀其散而复聚，若东垣芪术诸方，乃中焦脾胃之治，与少阴下焦无预也。

人参，禹粮石，赤石脂，五味子，木瓜，炙草。

此仲景桃花汤法，原治少阴下痢，但考诸刻本草，石脂、余粮，乃手足阳明固涩之品，非少阴本脏之药。然经言肾为胃关，又谓腑绝则下痢不禁，今肾中阴阳将离，关闸无有，所以固胃关即是摄少阴耳。

［李成文，李丽．温病学派医案（一）．中国中医药出版社，2015.］

【解析】

（编者按）久积劳伤，误认外感，频以苦辛消导，更伤正气。脉细如寐，已病至少阴。下血不嗜汤饮、无里急后重、少臭，此非热证，乃因少阴根本大伤，气血不摄之故。阳虚不敛则汗出、头痛；阳虚不能温运，则舌紫绛；下血日久，阴血不足，则脉细。故法仲景之桃花汤，以温涩固脱。禹粮石、赤石脂温火暖土、收涩固肠；人参、五味子生津敛阴；木瓜和胃化湿；炙甘草补中土。师古而不泥古。

第十九节　真武汤案

【案例】

一人病恶寒发热，头体微痛，苦呕，下泄，五日矣。其亲亦知医，以小柴胡汤治之不解。招滑诊视，脉弦而迟。曰：是在阴，当温之。为制真武汤，其亲争之，强以人参竹叶汤进。进则泄甚，脉且陷弱，始亟以前剂服之，连进四五剂乃效。

（江瓘．名医类案．人民卫生出版社，2005.）

【解析】

（编者按）本病始于外邪，然呕吐而利伴见脉弦迟，可知邪已内陷于阴，形成少阴阳虚水停证。虽仍有恶寒发热、头身疼痛之表证，然少阴不充，不可强发虚人之汗，故治以真武汤温阳利水则吐利可止，表气亦和。

第二十节　猪苓汤案

【案例】

崔某，女，35 岁。产后患下利，误以为虚，迭进温补，非但无效，且增口渴。其脉沉而略滑，舌绛而苔薄白。初诊因其腹泻口渴，作厥阴下利治之，投以白头翁汤，服药症情有所减轻未能全瘳。一日又来诊，自述睡眠不佳，咳嗽而下肢浮肿，小便也不畅利。聆后思之良久，乃恍然而悟，此乃猪苓汤。仲景云“少阴病，下利六七日，咳而呕渴，心烦不得眠者，猪苓汤主之”，正指此证而言。此证阴虚有热，而水邪复泛滥，犯于上则作咳；走于肠则作泻；阴虚有热则睡眠不佳；少阴不能司水，故小便不利而肿。遂书原方与之，服 5 剂而诸症全瘳。

（刘渡舟，聂惠民，傅世垣．伤寒挈要．人民卫生出版社，2006.）

【解析】

（编者按）患者产后阴虚有热，下利伴浮肿、小便不利，此本阴虚水热互结之猪苓汤证，故初以温补之药妄伤阴分而水热不解，以致无效，且增口渴；又以清热之白头翁汤与之，水不去则仅热稍除，故病不能愈；唯以方证相应之猪苓汤可收功。

第二十一节　猪肤汤案

【案例】

张二三，阴损三年不复，入夏咽痛拒纳，寒凉清咽，反加泄泻，则知龙相上腾，若电光火灼，虽倾盆暴雨，不能扑灭，必身中阴阳协和方息，此草木无情难效耳。从仲景少阴咽痛，用猪肤汤主之。

（叶天士．临证指南医案．人民卫生出版社，2006.）

【解析】

（编者按）从“阴损三年不复”可知，该患者之咽痛非外感新病，据其用寒凉清咽，反增泄泻，知其病机为少阴虚火上炎，故治以猪肤汤。方中用猪肤、白蜜滋肾清心润肺以治咽痛，白粉健脾益气而无伤阴之弊，且妙在白粉熬香，更有止泻之功，用之于此，最为妥帖。

本方君药猪肤，所谓肺华在皮，猪为亥水，金水相生之妙用。

第二十二节　四逆散案

【案例】

高某，男。1978 年 1 月 5 日初诊。下利腹痛，迄今已数日。刻下腹痛下利不爽，倦怠无力，饮食不香，四肢不温，大便培养未发现志贺菌生长，舌淡苔薄白，脉弦。

此属肝脾气滞，用四逆散加薤白主之：柴胡 9g，枳实 9g，甘草 6g，白芍 9g，薤白 12g。4 剂而愈。

（王琦．经方应用．宁夏人民出版社，1981.）

【解析】

（编者按）下利不爽、腹痛而四肢不温、脉弦，可知病在少阴枢机。故投四逆散枢少阴，加薤白宣通阳气，则下利腹痛可止。

所用主方四逆散，以柴胡枢气机，甘草缓中，枳实、芍药并用，解郁缓急。柴胡得芍药疏肝而不耗营血，枳实、白芍得甘草行气而不伤脾胃，药味虽少，面面俱到。

第二十三节　乌梅丸案

【案例】

余某，男，44 岁。1973 年 5 月 17 日初诊。患者于喝糖水时突然昏倒，肢厥抽搐，急诊入我院抢救，当时检查血压为 210/136mmHg，经注射降压药和脱水剂，4 小时后神志转清、血压降至正常。自此以后的 4 个月中，患者虽坚持服西药和镇肝潜阳的中药，但仍发作8次昏厥，发作时血压常骤然升至196~220/136~154mmHg，不发作时血压完全正常。患者发作昏厥时症见手足厥逆、寒战抽搐、神志昏迷、面红多汗；自诉食油腻则头昏耳鸣，恼怒和过劳则发晕厥，常觉右胁下及心下隐痛，心悸，消渴喜冷饮，有时口苦流涎，善饥能食；大便日三四行，坠急不畅，质溏臭秽，色青黄，溺频色黄；脉弦滑，舌质淡红，舌苔厚滑微黄，有裂纹。

诊断：痉厥（厥阴风动，寒热错杂）。治疗：乌梅60g，黄连30g，黄柏9g，炮附片7.5g，干姜7.5g，北细辛4.5g，蜀椒4.5g，桂枝7.5g，党参7.5g，当归4.5g。按照《伤寒论》中乌梅丸的制法，制成梧桐子大的蜜丸，嘱每次服10粒，日3服；若头晕明显时，可每服30粒，连服3~5天。患者按法服上丸约750g后，诸症消失，未再发作昏厥，血压一直维持在130~158/86~96mmHg，7年来从未间断过重体力劳动。

（洪广祥，奕璜．豫章医萃——名老中医临床经验精选．上海中医药大学出版社，1997.）

【解析】

（原按）患者症见脉弦、头昏耳鸣、晕厥抽搐，为肝风上扰；大便坠急而色青，系肝风下迫；肢厥而战寒，乃因于寒；口苦、消渴饮冷、善饥能食、面红多汗、苔黄脉滑，显然又属有热；右胁及心下隐痛，知病在肝；发作晕厥时神志昏迷，为邪扰厥阴心包。综上所述，本病当为厥阴风动，寒热错杂，热多寒少之证，故本案用乌梅丸敛肝息风、泄热祛寒。

第二十四节　麻黄升麻汤案

【案例】

治李某，曾两次患喉痰，一次患溏泻，治之愈。今复患寒热病，历十余日不退。邀余诊，切脉未竟，已下利二次。头痛，腹痛，骨节痛，喉头尽白而腐，吐脓样痰夹血，六脉浮中两按皆无，重按亦微缓，不能辨其至数，口渴需水，小便少，两足少阴脉似有似无。诊毕无法立方，且不明其病理，拟排脓汤、黄连阿胶汤、苦酒汤等，皆不惬意；复拟干姜黄连黄芩人参汤，终觉未妥。又改拟小柴胡汤加减，以求稳妥。继因雨阻，宿于李家。然沉思不得寐，复讯李父，患者曾出汗几次？曰："始终无汗。"曾服下剂否？曰："曾服泻盐三次，而致水泻频作，脉忽变阴。"余曰："得之矣，此麻黄升麻汤证也。"

本方组成，有桂枝汤加麻黄，所以解表发汗；用黄芩、知母、石膏以清热，兼生津液；有黄芩、白术、干姜化水利小便，所以止利；有当归助其行血通脉；用升麻解咽喉之毒；用玉竹以祛脓血；用天冬以清利痰脓。明日，即可照服此方。李终疑脉有败征，恐不胜麻黄、桂枝之温，欲加高丽参。余曰："脉沉弱肢冷，是阳郁，非阳虚也。加参转虑掣消炎解毒之肘，不如勿用，经方以不加减为贵也。"后果服之而愈。

（熊寥笙．伤寒名案选新注．四川人民出版社，1981.）

【解析】

（原按）患者脉弱易动，素有喉痰，是下虚上热体质。新患太阳伤寒而误下之，表邪不退，外热内陷，触动喉痰旧疾，故喉间白腐、脓血交并。脾弱湿重之体，复因大下而成水泻，水走大肠，故小便不利。上焦热甚，故口渴。表邪未退，故寒热头痛、骨节痛各症仍在。热闭于内，故四肢厥冷。大下之后，气血奔集于里，故阳脉沉弱；水液趋于下部，故阴脉亦闭歇。

（编者按）《伤寒论》一部书的用药法度，以麻黄升麻汤药为繁，功兼六经，深宜玩味。方解原文中已备，然麻黄流通六经，升麻托举外达，亦须精思。

第二十五节　白头翁汤案

【案例】

姜某，男，17岁。入夏以来腹痛下利，日六七行，后重努责，下利急而排便不出，再三努力，仅排出少许脓血黏液而已。口渴思饮，六脉弦滑而数，舌苔黄腻。此厥阴下利证。湿热内蕴，肝不疏泄，为唐容川所说“金木相沴，湿热相煎”之证。为疏：白头翁12g，黄连、黄柏各9g，秦皮9g，滑石块18g，白芍12g，枳壳6g，桔梗6g。服2剂，大便次数减少而下利已除；又服2剂，大便不带黏液，唯腹中有时作痛，转用芍药汤2剂而愈。

（刘渡舟．伤寒论通俗讲话．上海科学技术出版社，1988.）

【解析】

（编者按）本案患者下利黏液脓血，伴下重难通，口渴喜饮，舌苔黄腻，脉弦滑数，显系厥阴热利证，故治以白头翁汤，并加白芍、枳壳、桔梗以调畅气血，加滑石以除湿热。

方用白头翁，形似白首，味苦气寒，善平风热之化，引为君药。秦皮色青性寒，善凉肝木，增连柏以清燥湿热、和合奏功。

第二十六节　五苓散案

【案例】

贵溪胡周全兄乃郎，年方七岁，体气瘦弱，岁道光丙申孟夏，天时久雨，病经三日，偶遇诸涂，请余往诊。脉来浮数，上吐下泻，发热心烦口渴，饮水过多，小便不利，不能饮食。此仲景云：“太阳中风，发热不解而烦，有表里证，渴欲饮水，水入即吐，名曰水逆。”故制五苓散主之。明指津液不足，一中风邪则阳气闭郁而不达，所饮之水蓄而不行，膀胱之气窒而不化，以致清浊浑然不分，若遇粗心之人，必定认为脾虚泄泻之症，余则不然，遵仲景五苓散主之。方用：桂枝一钱，白术二钱，茯苓二钱，猪苓一钱，泽泻一钱，生姜钱半，大枣三枚。令服二剂即愈。

（聂惠民．名医经方验案．人民卫生出版社，2009.）

【解析】

（原按）综观此案，患童七岁，且病发于天时久雨的孟夏之季，脉症纷杂，上有呕吐口渴，下有泄泻而小便不利，表有发热，里有心烦、不能食，脉呈浮数，可谓挥霍缭乱，病势急剧。若遇粗心之医，见其心烦口渴而误认为津亏，即投滋阴解渴；见其不能饮食而误认为脾虚，即投温中止泻，岂不误哉？本案之要在风寒外闭太阳，经气不达，故郁而发热，脉见浮数；风寒入腑，膀胱腑气室闭，水湿不得从尿道出，故小便不利；水饮逆于上则呕吐；水饮直趋大肠则泄泻。升降失司，上吐下泻，可谓危症。《伤寒论》第382条载："呕吐而利，此名霍乱。"只有解表和里，方能挽回危局。治用五苓散加生姜、大枣正合病机，外散表邪、内渗水湿、宣畅三焦，升降恢复，不治吐泻而吐泻自止，实乃治本之法，故2剂而愈，效如桴鼓。《伤寒论》第386条即此案之例也。

第十九章　小便不利案

《素问·宣明五气》载："膀胱不利为癃，不约为遗溺。"《内经》中有多处论述了小便不利的病机，《素问·五常政大论》曰"其病癃闭，邪伤肾也"，《素问·标本病传论》载"膀胱病，小便闭"，《灵枢·口问》载"中气不足，溲便为之变"。

本章通过五苓散、甘草附子汤、猪苓汤、茵陈蒿汤、大承气汤、小柴胡汤、真武汤、小青龙汤、桂枝去桂加茯苓白术汤的类方医案，阐释小便不利证的辨治思路和各汤证的临证要点。

第一节　五苓散案

【案例】

某，遗由精窍，淋在溺窍，异出同门，最宜分别。久遗不摄，是精关不摄为虚，但点滴茎中痛痒，久腹坚满，此属淋闭，乃隧道不通，未可便认为虚。况夏令足趾湿腐，其下焦先蕴湿热，热阻气不流行，将膀胱撑满，故令胀坚。议理足太阳经，五苓散。

（叶天士．临证指南医案．人民卫生出版社，2006.）

【解析】

（编者按）患者之遗精，非因虚而精关不摄也。其辨证之眼目在于点滴茎中痛痒，久腹坚满，为隧道不通也。乃因湿蕴下焦，阻滞气机不得流行，膀胱气化不利所致。何以知湿蕴下焦，因夏令足趾湿腐，故知也。与五苓散，通阳化气利水，湿热除，病可愈。

第二节　甘草附子汤案

【案例】

高汉章得风湿病，遍身骨节疼痛，手不可触，近之则疼重，微汗自出，小水不利。时当初夏，自汉返舟求治，见其身面手足俱有微肿，且天气颇热，尚重裘不脱，脉象颇大，而气不相接。其戚友满座，问是何症。予曰：此风湿为病。渠曰：凡祛风利湿之药，服之多矣，不惟无益，而反增重。答曰：夫风本外邪，当从表治，但尊体表虚，何敢发汗。又湿本内邪，须从里治，而尊体里虚，岂敢利水乎？当遵仲景法处甘草附子汤，一剂如神，服至三剂，诸症悉愈，可见古人之法，用之得当，灵应若此，学者不可不求诸古哉。

（谢映庐．谢映庐医案．上海科学技术出版社，2010.）

【解析】

（编者按）仲景虽以发汗利小便之法治疗风湿，然本案患者表里俱虚，故不可见水、湿、肿，便用利水开泄之药，见病治病，此乃下医也。

应治以甘草附子汤，方用桂枝、甘草辛甘化阳，以散在表风寒；白术、附子益肾健脾，以祛在里寒湿。诸药共奏温化寒湿、祛风止痛之功。

第三节　猪苓汤案

【案例】

于某，女，28岁。1963年10月初诊。患急性肾盂肾炎。1963年秋，产后合并尿潴留，行留置导尿术3天，并配合针灸治疗而愈。1个月之后，突然发热恶寒（体温38～39℃），周身酸楚，腰酸且痛，恶心不欲食，小便稍频，脉浮数，苔白。就诊于某院名医。因产后月余，形体消瘦，医者遵“产后宜温”之理，拟疏解外邪之剂，并重用黄芪、党参之品。服药2剂，自觉周身热甚，犹如有热气从肌腠中向外蒸发，烦热难忍，衣被难着，不得安卧，尿频尿急，尿量不多，小便后尿道灼痛，脉浮数且细，苔淡黄。尿常规：蛋白（+），红、白细胞满视野。医者见温之不得，又现“热淋”之症，故改投清热利湿之剂，并重用木通、车前子、萹蓄等通利之品，服药3剂，诸症增剧，出现肉眼血尿，小便频数不减，如厕不欲起身。

余诊之，见病不解，反致“血淋”，此乃通利过度，适得其反，导致疾病剧变，故更前法，改用：猪苓汤加金银花、大蓟、小蓟、藕节、白茅根。服药数剂，病热始衰，继服前方取效。治疗月余而痊愈，未见复发。

（聂惠民．聂氏伤寒学．学苑出版社，2010.）

【解析】

（编者按）病起于外感，然小便已频，初见经邪化热客于膀胱水府之象，却重用黄芪、党参，恋邪伤阴，致水热互结，里热更盛，又通淋而再伤阴津，此虚中夹实，但用猪苓汤加味得愈，方中金银花解热，大蓟、小蓟、藕节、白茅根凉血止血。

第四节　茵陈蒿汤案

【案例】

张某，男，38岁。患急性黄疸型肝炎，发热38.8℃，右胁疼痛，口苦，恶心，厌食油腻之物，一身面目尽黄，大便不爽，小便短黄。舌苔黄腻，脉弦滑数。

茵陈30g，大黄9g，栀子9g，柴胡12g，黄芩9g，半夏9g，生姜9g。3剂后，大便畅泻，小便通利，黄毒从二便而去，诸症悉退。3日后，黄疸又作，此乃余邪未净，仍服上方而退。

（刘渡舟，王庆国，刘燕华．经方临证指南．人民卫生出版社，2013.）

【解析】

（编者按）本案患者发黄伴小便不利，据其舌苔黄腻、脉弦滑数，可知病属湿热发黄。由于湿热交阻，蕴结在里，故见发热、小便短黄；因患者胁痛、口苦、恶心，故治以茵陈蒿汤加柴胡、黄芩、半夏、生姜。茵陈因旧苗而生，春生而发陈，佐大黄、栀子能祛湿热。湿邪黏腻难去，其病多缠绵难愈，故治疗时务使湿热邪气尽去方罢，否则病情反复，更加难于治疗。

第五节　大承气汤案

【案例】

张某，男，57岁。1959年5月6日初诊。腹痛4日。无热，初起呕吐频频，均为胃内容物。现仅见干呕，渴欲饮水，饮后而吐。因此患者畏惧饮水。大便已3日不解，小便一日内点滴全无。精神委顿，唇干舌绛，黄燥苔，口喷臭气，上腹部膨胀如鼓，腹硬拒按，脐下有一黄瓜状物，压痛明显。听诊：隆起处时有金属音及水过气声，声音出现时剧烈绞痛，呼号甚惨。面色苍白，头汗淋漓，四肢厥冷，脉弦紧数，诊为肠梗阻。嘱住院开刀。因患者家境困难，年老病重，无法开刀。

为处一方：生大黄15g，芒硝15g（冲服），厚朴9g，枳实9g，瓜蒌仁30g（细捣），法半夏9g。煎药两碗。服第1碗，本未呕，因饮水作呛，呕出大半。又缓服第2碗，患者感腹部大痛。听诊得水过气声如潮，其后疼痛逐渐消失。后下硬粪块，然后下稀便，腹部舒松。夜半，患者饥饿索食，喝稀粥一碗入睡，后调理而愈。

（张仁宇．试论“关格”病．中医杂志，1963.）

【解析】

（编者按）患者“二便俱闭”“饮浆不入”，病情危重，但据其腹痛不大便、上腹部鼓胀、脐下触及条状物、唇干舌绛、苔黄燥、脉弦紧而数，知为阳明之痞满燥实。下窍不通，饮水即吐；燥屎消铄津液，小便点滴全无；阳气郁闭，正邪剧争，则剧烈绞痛、面色苍白、头汗淋漓、四肢厥冷。投大承气汤通导荡涤，胆大心细，用药果断。

方用大承气汤攻下，加瓜蒌仁、半夏以化痰实。

第六节　小柴胡汤案

【案例】

某患者，女，46岁。素体健壮，时值围绝经期将至，渐起下肢Ⅱ°浮肿，呈凹陷性，腰围增长，小便不利，尿量少，经服用西药利尿剂，药后肿消，后浮肿依旧。伴有心烦悸而急躁，胸胁满闷，时有窜痛，腹胀不适，大便尚可。查体：下肢浮肿，腹部微胀，无振水声，脉沉弦细，舌苔薄白。尿常规检查结果无异常。

此乃肝胆气郁，枢机不利，三焦气化不行，故宗仲景“或心下悸，小便不利……小柴胡汤主之”。据此取小柴胡汤与五苓散合方治之。以小柴胡汤主于解郁，五苓散化气行水，两方相合，犹水陆二军，各有专治，异道夹攻，一举取胜。7 剂药后，浮肿渐消。宗方调治两周，肿消病愈。此后十余年病未复发。

（聂惠民．经方防治疑难病临床经验——从柴胡剂与和法论治阐述．中医药通报，2005.）

【解析】

（编者按）本案患者心烦、胸胁满闷、苔薄白、脉沉弦细，为典型少阳见症；少阳枢机不利，三焦水道不畅，又可见水肿、心悸、小便不利。诚如作者所言，以小柴胡汤解郁，五苓散化气行水，两方相合，各有专治，一举取胜。

第七节　真武汤案

【案例】

丁亥秋，晤王君佐廷于吴氏席间。问老年遗尿尚可治乎？吾应之曰：可。未几，叟持佐廷名刺来谒，自言与佐廷同族也。年逾七十，体质犹强，素无他病。近觉肢冷腹痛，夜睡常遗尿。溺已顿寤，满床渐洳，永不成寐，寐必复遗，诚苦恼也。诊之，脉沉而细。乃以镇水之真武汤主之。叟以方中诸药皆为先后所服过者，轻之。余曰："药犹字也。文章之妙，在乎善于联缀；立方何独不然。"叟深然之，复问须服几剂，始可易方。余曰："守此即可痊愈。"果未复来，仅于岁杪来函致谢。内有"经服方药，如饮上池之水"。

（张有章．伤寒借治论．1927.）

【解析】

（编者按）患者年逾七十，元阳已虚。其脉沉细、腹痛、肢冷，少阴脏寒也。本已阳虚，入寐则阴气用事，阴盛无制，膀胱不固，故使遗溺。真武汤，温阳以镇阴水，使神气得养、肾气封藏，则膀胱开阖有度。

第八节　小青龙汤案

【案例】

邢某，男，58 岁。体素康健，近因肾炎住院，治疗半个月，水肿不退，血压 170/110mmHg，尿蛋白（+++），1980 年 3 月 14 日要求会诊。初外感于寒，继而头目水肿，渐及全身，至今肿势仍盛。胸满咳嗽，痰涎清稀，短气不得卧，腹中胀闷。饮食不思，大便不畅，小便不利，下肢不温。舌质淡红，苔白而腻，因臂掌皆肿，脉象难名浮沉，仅知缓而有力。

观其证候，此为风水。由肺失宣降，通调失职，致水气泛滥，为肿为喘。治当宣肺利水，求治水之上源。拟：麻黄 10g，杏仁 10g，紫苏子 10g，大腹皮 15g，白术 15g，茯苓 15g，泽泻 15g。2 剂，忌盐及高蛋白食品。

二诊：肿势不退，仍胸满咳喘，痰多清稀，倚息难卧。询知不汗出，恶寒发热，虽不甚剧，然自病以来始终未停。苔仍白腻，脉象有力。

综观脉症，本案言风水不若言支饮为妥，虽风水支饮，有如兄弟连襟，皆由肺气郁闭，转输失权所致。然病位、症状则相异也。《金匮要略·痰饮咳嗽病脉证并治》云："咳逆倚息，短气不得卧，其形如肿，谓之支饮。"其治疗，张仲景列有葶苈大枣泻肺汤、十枣汤、小青龙汤等，本案外有表邪，内有水饮，显属小青龙汤为宜。拟：麻黄10g，桂枝6g，白芍6g，半夏15g，干姜6g，细辛6g，五味子6g，炙甘草4.5g。1剂。

三诊：翌晨查房，患者喜形于色，谓药后汗出甚多，小便通利，水肿大减。顿觉呼吸畅快，咳喘减轻，可安卧床枕，知饥思食，尿蛋白（±）。因微有寒热，原方再进一剂。

（闫云科．经方躬行录．学苑出版社，2009.）

【解析】

（原按）水肿一证，多由肺脾肾三脏功能障碍，三焦气化失调所致。临床以脾不制水、肾失开阖为多见，肺失通调较少。本案水饮即源于肺也。然第一次立法，既宣肺表散，复利水化饮，何以不效？曰：宣肺化饮，本属确当；然处方化饮重、宣肺轻，帅弱将强，喧宾夺主，是以不效。且饮为阴邪，得阳则化，故仲景有"温药和之"之训，而方中化饮之品，性甘淡，少辛温，亦为不效之因。

第九节　桂枝去桂加茯苓白术汤案

【案例】

金某，女，42岁。患左侧偏头痛3年多，屡治不效。伴有项强，胸脘胀满不舒，小便频数短少，大便正常。脉弦紧，舌苔水滑欲滴。茯苓30g，白芍30g，白术10g，炙甘草10g，大枣12枚，生姜10g。服药6剂而愈。

（刘渡舟，王庆国，刘燕华．经方临证指南．人民卫生出版社，2013.）

【解析】

（编者按）本案患者虽有偏头痛，但并非邪在少阳；头痛伴有项强，乃太阳经气不利；又据其胸脘胀满、小便不利、苔水滑、脉弦紧，可知水停中焦而致太阳之水不下行；故以本方行太阳之水，水下行则气自外达，故曰小便利则愈。

第二十章　大便难案

大便难之病因可涉及寒热虚实，《素问·举痛论》载："热气留于小肠，肠中痛，瘅热焦渴，则坚干不得出，故痛而闭不通矣。"《素问·厥论》载："太阴之厥，则腹满䐜胀，后不利。"治疗需兼顾虚实，活用寒热，不可专于攻下，以伐其根。当用之时，亦不可瞻前顾后，贻误战机。

本章通过大承气汤、小承气汤、大陷胸汤、小柴胡汤、蜜煎导、麻子仁丸、五苓散、抵当汤的类方医案，阐释大便难的辨治思路和各汤证的临证要点。

第一节　大承气汤案

【案例】

予尝诊江阴街肉庄吴姓妇人，病起已六七日，壮热，头汗出，脉大，便闭，七日未行，身不发黄，胸不结，腹不胀满，惟满头剧痛，不言语，眼张，瞳神不能瞬，人过其前，亦不能辨，证颇危重。

余曰：目中不了了，睛不和，燥热上冲，此阳明篇三急下证之第一证也。不速治，病不可为矣。于是遂书大承气汤方与之。大黄四钱，枳实三钱，川朴一钱，芒硝三钱。并嘱其家人速煎服之，竟一剂而愈。

（曹颖甫．经方实验录．中国医药科技出版社，2014.）

【解析】

（原按）盖阳明燥气上冲颠顶，故头汗出，满头剧痛，神识不清，目不辨人，其势危在顷刻。今一剂而下，亦如釜底抽薪，泄去胃热，胃热一平，则上冲燥气因下无所继，随之俱下，故头目清明，病遂霍然。非若有宿食积滞，腹胀而痛，壮热谵语，必经数剂方能奏效，此缓急之所由分。是故无形之气与有形之积，宜加辨别，方不至临诊茫然也。

第二节　小承气汤案

【案例】

张某，男，21岁。患者头晕体疲，不欲饮食，勉强进食则腹中胀痛不已。自以为体虚而前来求开补药方。询问先前所服药物，皆人参健脾、十全大补等丸药，不但不见疗效，而反更显体弱无力。视其舌苔黄腻，切其脉滑而有力，不属虚证，因而再问其二便情况，果然大便干硬而小便黄赤。

处方：大黄 9g，枳实 9g，厚朴 9g。服药 1 剂后，大便泻下 3 次，头晕顿时减轻，周身清爽如释重负，腹胀愈其七八。后用平胃散调和胃气而愈。

（刘渡舟．经方临证指南．天津科学技术出版社，1993.）

【解析】

（原按）此乃大实而有虚候，胃肠内有结滞，胃气不降，燥热上熏，干扰清阳则头晕；腑气壅滞不通故腹胀疼痛；气蕴于里而不达于外则体疲乏力。土气太过，则成敦阜，必以泻药平之。

第三节　大陷胸汤案

【案例】

许右，年近六旬，体质素丰，初为重感风邪，经医治后，寒热已退，里邪未清，即急于饮食，且常过量，因之胸脘结痛，连及腹部，上则气逆满闷，下则大便不通，挺倚床栏，不能平卧，按其胸、腹、两胁作硬而痛，心烦不安，舌苔湿腻兼黄，脉沉紧，周身并无热候，手足反觉微凉，大便数日未解。

此结胸之重症，察其脉症俱实，以大陷胸汤加枳实与之。处方：锦纹大黄 15g（酒洗），玄明粉 15g（分冲），制甘遂 7.5g（为末），炒枳实 15g。上四味，先煎大黄、枳实，汤成，纳玄明粉之半量，再温烊化，纳甘遂末半量，调匀服之。6 小时后，服二煎，如前法。

二诊：服上方，得大泻数次，胸胁脘腹部之满痛逐渐轻减，至第三次泻下后，患者已渐能平卧。二煎服后，又续下两次，似已病去十之七。诊其脉，沉亦起；察其舌，尖苔已退，根上腻黄渐化，中心宣而浮起。恐其余邪未尽，再有反复；又顾及高年之体质，陷胸方不容再剂。乃仿傅青主方，以瓜蒌为主，合小陷胸汤及葶苈泻肺法，续服两剂而愈。接服调理之剂，以竟全功。

瓜蒌葶苈汤方：全瓜蒌 18g，葶苈子 9g，制半夏 12g，炒枳壳 12g，玄明粉 12g（分冲）。上五味，先煎四味，汤成，纳玄明粉半量，再温烊化，服二煎，如前法。

（余瀛鳌．射水余无言医案．江苏中医，1959.）

【解析】

（编者按）体质素丰，恐有宿水。感寒后虽治而发汗不畅，积浊留恋膈上。且食之过量，致湿滞内停；余邪化热与宿食相结于胃肠，燥热上蒸，膈上积浊、津液化为黏痰。此为“上湿下燥之结胸证”也。舌苔湿腻兼黄显为湿热之象。胸脘结痛，连及腹部，按之作硬，大便不通，心烦不安，脉沉紧，为典型结胸之脉症。因水热相结，病位甚广，上则胸阳不利，故见手足微凉、气逆满闷、不能平卧；下则腑气不利，大便不通。故治以大陷胸汤加枳实宣导气机，则病可愈。

大陷胸汤妙在以大黄开结、芒硝泄热、甘遂逐痰。甘遂之用为破癥坚积聚、利水谷道。《本草崇原》载：“土味曰甘，径直曰遂。”其用在于“泄土气而行隧道”。

第四节　小柴胡汤案

【案例】

李某，男，45岁。数天前因发热恶寒，身痛，自服感冒清、板蓝根冲剂后，寒热消失，但精神尚差，头晕，不思饮食，时欲呕吐，大便四日未解而腹无所苦，舌质淡红，苔薄白而润，脉弦滑。予小柴胡汤3剂，便通呕止，汗出而愈。

（王成钢．略谈小柴胡汤的临床运用．江西中医药，1988.）

【解析】

（编者按）仲景以下法治疗的不大便乃阳明腑实之不大便，系燥热内盛与糟粕结于肠腑所致，具有痞满燥实的特点。而本案患者虽多日不大便但腹无所苦，可知并无里实可下之证。据其头晕、时欲呕、脉弦，可知其不大便系因表里不和，津气郁结所致。其治正如仲景所言：“可与小柴胡汤，上焦得通，津液得下，胃气因和，身濈然汗出而解。”

第五节　蜜煎导案

【案例】

汪某，女，68岁。大便经常七八日不行，甚至不用泻药十数日亦不见大便。平素饮食很少，服泻药后，每觉脘满气短心悸，食物更不消化，因对泻药怀有戒心，而便秘不行，往往胃脘膨闷，小腹胀满，饮食不思。诊其脉细弱而尺沉涩，是气血俱虚，阴津枯竭之证，下之不但伤胃，更能损津。处方：蜜煎导方。隔3日导一次。用蜜煎后隔半小时即溏泄一次，不但无胀满之患，而食欲逐渐好转。患者甚觉满意。以后经常使用，半年未断，而健康逐日渐恢复。

（邢锡波．伤寒论临床实验录．天津科学技术出版社，1984.）

【解析】

（编者按）本案患者年龄较大，大便数日不行，屡用泻药而效果不佳，徒增脘满气短心悸、饮食不消；据其脉细弱而尺沉涩，可知乃为气血俱虚，阴津枯竭之证，故使不大便；且不可再泻下伤正，故以蜜煎导方润肠滋燥，外导而通便。

第六节　麻子仁丸案

【案例】

刘某，男，28岁。患大便燥结，五六日排解一次，每次大便时，往往因努责用力而汗出湿衣，但腹中无所苦。口唇发干，用舌津舐之则起厚皮如痂，撕之则唇破血出。脉沉滑，舌苔黄。此是胃强脾弱的脾约证。疏以麻子仁丸一料，服尽而愈。

（刘渡舟．经方临证指南．天津科学技术出版社，1993.）

【解析】

（编者按）本案患者大便燥结、口唇发干、排便努责、多日不大便而腹无所苦、苔黄、脉沉滑，显系胃热肠燥津亏之大便难，故以麻子仁丸一剂而愈。

第七节 五苓散案

【案例】

某患者，女，51岁。1982年6月19日初诊。自述大便困难，5~7日1次，病程长达10余年，遍服中西药无效。观其面色淡黄，舌淡脉缓；询知四肢无力，余无所苦。诊为便秘，辨为肾阳虚损，水津不布之证。立补脾温肾、化气行水法治之。方用五苓散：桂枝20g，白术20g，猪苓15g，茯苓15g，泽泻15。服上方1剂未尽，大便日解2次。连服6剂，便解畅利，每日1次。嘱其每3日1剂，续服6剂，此证未再复发。

（贾波，沈涛. 陈潮祖医案精解. 人民卫生出版社，2010.）

【解析】

（原按）便秘一证，无非三种基本病理，一是阴津枯竭，二是水津不布，三是传导无力。今患者面色淡黄、舌淡脉缓、身软无力，为肾的气化不及致水精不能四布，五经不能并行，虽有湿滞症状，肠道却见燥涩，与水肿而兼便秘同理。用此方化气行水，令其水精四布，内渗肠道，大便自然正常。医者但知五苓散治气化失常的泄泻，不知其亦可治气化不行的便秘。

第八节 抵当汤案

【案例】

薛某，男，22岁。精神失常半个月余，先用西药治疗不效，继用中药安宫牛黄丸治之亦不效。诊时见其两目怒视，大便燥结数日不行，少腹硬满而痛，舌苔黄燥，脉沉滑数。追问其狂发之状，每至夜间其症尤剧。思之，乃蓄血发狂也。拟大陷胸汤、抵当汤合方：甘遂6g，水蛭6g，虻虫4.5g，大黄6g，芒硝3g（冲服），桃仁6g。患者家属欲求速效，4剂合为1剂，顿服之，药后泻下8次，色黑褐，是夜即睡眠约8小时，次日夜又连续睡眠达20小时左右。3个月后来诊，精神恢复正常。

（朱进忠. 中医临证经验与方法. 人民卫生出版社，2003.）

【解析】

（编者按）本案患者发狂以夜间为甚，加之少腹硬满而痛、舌苔黄燥、脉沉滑数，显为瘀热互结之蓄血发狂，入夜则内入之阳与血分之热相合，故发狂尤甚；抵当汤中大黄既可活血逐瘀，又可荡涤通便，可谓一举两得。虻虫、水蛭，一飞一潜，皆善吸血。本案具瘀热之机，无水热之象，恐非大陷胸汤所宜。

第二十一章　发黄案

《素问·平人气象论》载“目黄者，曰黄疸”，《素问·玉机真脏论》载“肝传之脾，病名曰脾风，发瘅，腹中热，烦心出黄”。《素问·风论》载：“风气与阳明入胃，循脉而上至目内眦，其人肥则风气不得外泄，则为热中而目黄。”黄为脾土之正色，邪不得越则发瘅。

本章通过茵陈蒿汤、栀子柏皮汤、麻黄连轺赤小豆汤、抵当汤、小柴胡汤的类方医案，阐释发黄证的辨治思路和各汤证的临证要点。

第一节　茵陈蒿汤案

【案例】

刘某，男，14岁。春节期间过食肥甘，又感受时邪，因而发病。症见周身疲乏无力、心中懊侬、不欲饮食，并且时时泛恶、小便短黄、大便尚可。此病延至两日，则身目发黄，乃到某医院急诊，诊为急性黄疸型肝炎。予中药六包，嘱每日服一包。服至四包，症状略有减轻，而黄疸仍然不退，乃邀刘渡舟诊治。此时，患童体疲殊甚，亦不能起立活动，右胁疼痛，饮食甚少，频频呕吐，舌苔黄腻，脉弦滑数。

辨为肝胆湿热蕴郁不解之证。看之似虚，实为湿毒所伤之甚。为疏：柴胡12g，黄芩8g，半夏10g，生姜10g，大黄6g，茵陈30g（先煎），生山栀子10g。患者家人问刘渡舟：患者虚弱已甚，应开补药为是，而用大黄何耶？刘渡舟答曰：本非虚证，而体疲乏力者，为湿热所困，乃“大实有羸状”之候，待湿热一去，则诸症自减，如果误用补药，则必助邪为虐，后果将不堪设想。上方服3剂，即病愈大半。又服3剂，后改用茵陈五苓散利湿解毒，乃逐渐痊愈。

（陈明，刘燕华，李芳．刘渡舟临证验案精选．学苑出版社，2021.）

【解析】

（编者按）患者因过食肥甘，又感受时邪，而病发黄；伴见心中懊侬，小便短黄，舌苔黄腻，脉弦滑数，乃湿热相蒸之黄疸。湿热并重，选用茵陈蒿汤治疗。因其右胁疼痛，频频呕吐，肝胆气机不利，故加柴胡、黄芩、半夏、生姜以疏利肝胆、和胃止呕。本案患者虽见体疲殊甚，切不可诊为体虚而误用补益气血之品，否则必助邪为虐。湿热一退，周身气机疏泄条达，则体力自可恢复。

第二节　栀子柏皮汤案

【案例】

唐某，男，17岁。患亚急性重型肝炎，住传染病医院已3个月，周身发黄如烟熏，两足发热，伸于被外方快，小便深黄而赤，脘腹微胀，脉弦而舌绛。西医注射大黄注射液兼输血以抢救。血清总胆红素21.2mg/L，直接胆红素16mg/L。

此证为湿热久蕴，伏于阴分，故两足发热、肤色黄如烟熏。因无明显的表里证，则汗下之法难施。处方：黄柏9g，栀子9g，炙甘草6g。

医院主治医生见余只开三味药，颇露有怀疑之态。然服了6剂药后，总胆红素降至18.9mg/L，病情开始好转。患者夜间口咽甚干、舌绛无苔、脉弦细数，此阴分受伤之象，拟大甘露饮加减。转方：茵陈30g，枳壳9g，枇杷叶9g，黄芩3g，牡丹皮9g，石斛9g，麦冬9g，赤芍9g，栀子3g，黄柏3g。上方服6剂，总胆红素降至10mg/L。效不更方，又照服6剂，总胆红素降至7.4mg/L。从此，周身黄疸变浅，面色已明润。后以和胃健脾、化湿解毒等法，调治达半年之久。

（刘渡舟，聂惠民，傅世垣．伤寒挈要．人民卫生出版社，2006.）

【解析】

（编者按）患者黄疸日久，正气不足，据足心热、舌绛可知其阴分已伤，邪热内伏，治以栀子柏皮汤。方中炙甘草和中健脾、益气补虚，并可监制栀子、黄柏苦寒伤胃之弊，黄柏经冬不凋，以清热益阴为治。故凡湿热黄疸不是表里之证，或清热利湿之后，黄疸未尽，而人体正气已损，阴分尚有伏热，如见五心烦热等症，用本方效果较好。

第三节　麻黄连轺赤小豆汤案

【案例】

治一人，因长年劳作，曝于烈日，复受雨淋，又夹食滞，湿着于外，热郁于内，遂致通体发黄，目黄溲赤，寒热骨楚，胸闷脘胀，苔腻，脉浮紧而数。急仿麻黄连轺赤小豆汤意。净麻黄四分，连翘三钱，赤茯苓三钱，六神曲三钱，枳实炭一钱，泽泻一钱五分，淡豆豉三钱，苦桔梗一钱，谷芽、麦芽各三钱，茵陈一钱五分，赤小豆一钱。

（丁甘仁．丁甘仁医案．上海科学技术出版社，2001.）

【解析】

（编者按）本案患者之发黄因湿着于外，热郁于内所致。火蒸于中，不能化外之湿，湿盛于外，中阳不能化，湿热蕴蒸而发黄。仿麻黄连轺赤小豆汤，解表兼祛湿热瘀积，着重以连翘、豆豉透热，茯苓渗湿，并加神曲、谷芽、麦芽以化食滞。

第四节　抵当汤案

【案例】

丁某，男，49 岁。1997 年 6 月 13 日初诊。患者半年前患传染性黄疸型肝炎。黄疸消退后，形瘦面黄，身黄如熏，查黄疸指数在正常范围，服补益气血药多剂无效。症见两目黯黑，肌肤微热，五心烦热，失眠多怒，腹满食少，大便不畅，小便自利，时黄时清，脉沉涩，舌瘦有瘀斑。此瘀热于内，治宜化瘀泄热。方用：水蛭、桃仁、大黄各 90g，虻虫 30g，共为细末，蜂蜜为丸。每服 3g，日 3 次。初服泻下黑便，饮食增加，心烦止。继服夜能入眠，身黄渐去，药尽病愈。

（唐祖宣．抵当汤的临床辨证新用．上海中医药杂志，1981.）

【解析】

（编者按）发黄者，有湿热、有寒湿、有瘀血。仲景论身黄，以小便利与不利辨在气在血，今小便反利、脉沉涩、舌有瘀斑，血证谛也。血瘀生热，血热相结，热蒸血瘀，营气不能敷布，故见发黄。瘀血不去则新血不生，日久则阴血亏虚，则见肌肤微热、五心烦热、失眠多怒、腹满食少、大便不畅、小便时黄、舌瘦。与抵当汤脉症相合，故投抵当汤，下其瘀血，身黄自去，新血可生。

第五节　小柴胡汤案

【案例】

朱某，男，28 岁。1988 年 5 月 14 日初诊。患急性黄疸型甲型肝炎，恶心呕吐 3 天。经西药治疗仍呕不止，遂要求服中药。诊见：患者以干呕为主，每小时六七次，不思食，口苦心烦，面目色黄鲜明，腹不满，大便正常，小便黄，右胁隐痛，舌红，苔黄腻，脉弦。

证属肝胆湿热，郁阻犯胃。治以清热化湿、和胃止呕，以小柴胡汤加减。处方：柴胡、黄芩、半夏、藿香、滑石各 10g，茵陈 30g，白豆蔻 5g，生姜 3 片，通草 8g。每日 1 剂，水煎服，2 剂服完呕止能食，后治以健脾利湿疏肝渐愈。

（张远坤．小柴胡汤治喜呕证．新中医，1999.）

【解析】

（编者按）口苦、心烦、喜呕、脉弦，与仲景小柴胡汤证相合；尿黄、苔黄腻，为湿热内蕴之象。故治以小柴胡汤利少阳枢机，又加茵陈、滑石、通草等，加强清利湿热之功。

第二十二章 烦躁案

《素问·至真要大论》载“诸躁狂越，皆属于火”，《伤寒明理论》顺承经旨，载“烦躁为热”，并进一步将烦躁分述，“烦，阳也；躁，阴也”。

本章通过甘草干姜汤、大青龙汤、干姜附子汤、茯苓四逆汤、五苓散、桂枝甘草龙骨牡蛎汤、大承气汤、吴茱萸汤的类方医案，阐释烦躁证的辨治思路和各汤证的临证要点。

第一节 甘草干姜汤案

【案例】

某患者，男，16岁。久食生冷而致胃脘痛，每因感寒而发，时作时止，得热则舒，伴有腹胀欲呕，吐涎沫，心胸烦闷，眩晕，纳呆，溲清，便溏。舌淡红，苔白润，脉沉弦。

此为脾胃阳虚，寒饮内停，饮邪上犯所致。宜温健脾胃、祛寒降逆，方用甘草干姜汤。炙甘草15g，干姜8g，半夏4g。服药2剂，诸症俱失，继用香砂养胃丸以善其后。

（胡学曾．仲景甘草干姜汤运用一得．天津中医，1986.）

【解析】

（编者按）久食生冷伤及脾胃阳气，中焦阳虚，运化失职，致寒饮内停，故见腹胀纳呆、吐涎沫、溲清便溏；清阳不升则眩晕；浊阴不降则时时欲呕、心胸烦闷。诸症均因中阳亏虚所致，故以甘草干姜汤温中阳，又加半夏和胃化饮降逆。

第二节 大青龙汤案

【案例】

曾治一人，冬日得伤寒证，胸中异常烦躁，医者不识为大青龙汤证功效，竟投以麻黄汤，服后分毫无汗，胸中烦躁益甚，自觉屋隘莫能容，诊其脉洪滑而浮，治以大青龙汤，为加天花粉八钱，服后五分钟，周身汗出如洗，病若失。

（张锡纯．医学衷中参西录，山西科学技术出版社，2009.）

【解析】

（编者按）本案患者烦躁，乃寒闭不开，阳郁化热之象。麻黄汤虽为发汗峻剂，但其发汗之力终不如大青龙汤，更无清里热之功，故服后汗不出，且烦躁更甚。唯有大青龙汤发表清里，使汗出寒散、里热亦清。

第三节 干姜附子汤案

【案例】

冯氏子年十六，病伤寒，目赤而烦渴，脉七八至，医欲以承气汤下之。已煮药，而李适从外来，冯告之，故李切脉，大骇曰："几杀此儿。《内经》有言'在脉诸数为热，诸迟为寒'。今脉八九至，是热极也。殊不知《至真要大论》曰：'病有脉从而病反者，何也？岐伯曰：脉至而从，按之不鼓，诸阳皆然。'王注云：'言病热而脉数，按之不动，乃寒盛格阳而致之，非热也。'此传而为阴证矣。今持姜附来，吾当以热因寒用之法治之。"药未就，而病者爪甲已青。顿服八两，汗渐出而愈。

（江瓘．名医类案．人民卫生出版社，2005.）

【解析】

（编者按）脉数为热，且见目赤烦渴，更似因热使然。然王冰云："言病热而脉数按之不鼓，乃寒盛格阳而致之。"本案患者脉一息七八至，实乃阴盛格阳证。脉数按之即散，系虚阳飞越于外，假斥脉道所致。临证除当细辨脉象之外，尚应结合望闻问三诊，本案患者爪甲色青即是也。此证预后多不良，当急救回阳，尚有一线生机。

第四节 茯苓四逆汤案

【案例】

段某，素体衰弱，形体消瘦，患病年余，久治不愈。症见两目欲脱，烦躁欲死，以头冲墙，高声呼烦。家属诉初起微烦头痛，屡经诊治，因其烦躁，均用寒凉清热之剂，多剂无效，病反增剧。面色青黑，精神极惫，气喘不足以息，急汗如油而凉，四肢厥逆，脉沉细欲绝。

拟方如下：茯苓一两，高丽参一两，炮附子一两，炮干姜一两，甘草一两。急煎服之。服后烦躁自止，后减其量，继服十余剂而愈。

（刘渡舟．伤寒论十四讲．天津科学技术出版社，1985.）

【解析】

（编者按）患者之烦躁，伴见面色青黑，精神极惫，汗凉肢厥，脉沉细欲绝，乃阴寒极盛，虚阳上越之烦躁。肾阳虚衰，肾不纳气，故气喘不足以息。患者素体衰弱，阴证似阳，却屡用寒凉，阳气更伤，故服后不效而反增剧。阳虚则阴无以化，更有阳虚不固，急汗如油，皆致阴液不继；病机与茯苓四逆汤证相合，故一剂见效。

第五节 五苓散案

【案例】

胡云隆之子三岁，其弟久隆之子四岁，时当夏季，患烦渴吐泻之症，俱付幼科医治，病势转剧。惟永隆求治于余。视其汗出烦躁，饮水即吐，泄泻迸迫，小水短赤，舌干芒刺，中心黄苔甚厚，时时将舌吐出。

细细思之，与仲景所谓太阳中风，发热六七日，不解而烦，有表里证，渴欲饮水，水入即吐，名曰水逆，治与五苓散者相符。但此症烦热蓄盛，三焦有火，宜加苦寒之味，引之屈曲下行。妙在剂中之桂，为膀胱积热化气之品，又合热因寒用之旨，庶几小便通而水道分清矣。以猪苓、茯苓、泽泻、白术、肉桂、黄连、栀子，二剂而愈。

（谢映庐．谢映庐医案．上海科学技术出版社，2010.）

【解析】

（编者按）患者于夏季感暑湿之邪，暑热内燔，则汗出、舌干芒刺、苔黄厚；扰及神明，则烦躁；湿热壅滞，清浊相干，乱于胃肠，致吐泻并作；水走大肠不从尿道出，则小便短赤；所谓“霍乱，热多欲饮水者，五苓散主之”。然仲景所论霍乱系寒湿为患，本例显然因暑湿内侵，故以五苓散加黄连、栀子宣郁火、清湿热，此为五苓散变通之用法。

第六节　桂枝甘草龙骨牡蛎汤案

【案例】

李某，女，30 岁。1986 年 2 月 15 日初诊。左眼睑跳动，3 个月不愈，西医诊为眼肌痉挛，治而乏效。舌质正常，无苔，脉细而数，神情烦躁，唇淡口和，溲清便润。自云病后服蚂蚁、全蝎等药反益剧，此虚风妄动也。宜静以制动，施以龙骨、牡蛎，今反以虫类搜之，其气益张，无怪其投而弗效也。余予仲景桂枝甘草龙骨牡蛎汤，复阳宁风，并加白附子引入头面，2 剂而愈。所谓“阳气者，精则养神，柔则养筋”，神安筋柔，肌不再动矣。

（郝文轩．桂甘龙牡汤临床运用举隅．安徽中医学院学报，1988.）

【解析】

（编者按）“风胜则动”。本案患者眼睑跳动乃风动之象，虽无苔、脉细数，然并非阴血亏虚而生风。据其烦躁伴舌质正常、唇淡口和、溲清便润可知为阳虚而风动，故用桂枝甘草龙骨牡蛎汤温阳潜镇，阳复风息而动自止。

方用龙骨摄阳以归土，牡蛎据阴以召阳，所谓“涩可止脱，龙骨、牡蛎之属”。

第七节　大承气汤案

【案例】

张孟皋少府令堂，年逾古稀，患气逆殿屎，烦躁不寐。孟英切脉滑实，且便秘面赤，舌绛痰多。以承气汤下之，霍然。逾年以他疾终。

（王孟英．回春录新诠．湖南科学技术出版社，1982.）

【解析】

（编者按）本案患者舌绛、脉滑实，病属实热内蕴。其气逆喘满，伴见便秘、面赤等阳明症状，可知系因实热内结，腑气不通，肺失肃降所致。故投大承气汤以下热结、通腑气。腑气既通，则肺气得降，喘逆诸症自愈。

第八节 吴茱萸汤案

【案例】

崔某，女，54岁。平素性情抑郁，常烦闷焦躁，嗳气叹息。近1年来逐渐加重。多处投医，均以围绝经期综合征论治。投以逍遥散、甘麦大枣汤、百合地黄汤类，皆不奏效。近10天来，每睡至鸡鸣时分，焦躁烦闷欲死，不能自主，胡言乱语，说唱不休，至平旦时分，自觉舌下有津液自生，口舌润，则说唱止。曾用大剂量镇静抗焦虑药治之，效果不佳。邀余诊之。诊见：患者面色晦暗，体态虚浮肥胖，脘腹胀满，按之则濡，不欲饮食。脉沉细而缓，舌淡嫩，苔少。

辨证为少阴阳虚，厥阴气逆之脏躁。投以吴茱萸汤：吴茱萸、人参各9g，生姜18g，大枣12枚。1剂，日3次服。药后当夜鸡鸣时分无发作。令再服原方2剂，诸症若失。今八月中旬，遇机随访，健康如故，至今无复发。

（陈明，张印生．伤寒名医验案精选．学苑出版社，1998.）

【解析】

（编者按）患者平素性情抑郁，气机不畅，又值围绝经期，少阴不足，心肾阳衰，致阴寒内盛，浊阴不化，上逆于胃腑，则烦闷欲死、不能自主；虚浮肥胖、腹胀纳差、脉沉细而缓，均为少阴阳虚之象。而鸡鸣时分正值阳升阴潜之际，阳欲破阴阻而外升，正邪剧争而病甚。至平旦，得天阳相助，阳终得以升，而阴得阳化，舌下津液自生，口舌润、说唱止。治以吴茱萸汤辛热温补、降逆散寒，方证相符，故获卓效。

第二十三章　发狂案

《素问·生气通天论》载“阴不胜其阳，则脉流薄疾，并乃狂”，又《素问·宣明五气》载“邪入于阳则狂”，《难经》曰“重阳者狂”。《伤寒明理论》中总结为“狂家所起，皆阳盛致然”。

本章通过桃核承气汤、抵当汤、桂枝去芍药加蜀漆牡蛎龙骨救逆汤的类方医案，阐释狂证的辨治思路和各汤证的临证要点。

第一节　桃核承气汤案

【案例】

李某，年二十余，先患外感，诸医杂治，症屡变，医者却走，其父不远数十里踵门求诊。审视面色微黄，少腹胀满，身无寒热，坐片刻即怒目注人，手拳紧握，伸张如欲击人状，有顷即止，嗣复如初。脉沉涩，舌苔黄暗，底面露鲜红色。诊毕，主人促疏方，并询问病因。

答曰：病已入血分，前医但知用气分药，宜其不效……此证即《伤寒论》热结膀胱，其人如狂也。当用桃核承气汤，即疏方授之。一剂知，二剂已，嗣以逍遥散加牡丹皮、生地黄调理而安。

（萧琢如，孔祥辉，林晶．遯园医案．中国中医药出版社，2017.）

【解析】

（编者按）先患外感，误治致太阳之邪不解而循经入里。身无寒热，是外已解；舌红苔黄，为邪化热；微发黄、少腹胀满、怒目如狂、脉沉涩，是热与血结于下焦。因外已解，故可用仲景之桃核承气汤，血下则愈。

第二节　抵当汤案

【案例】

仇景莫子仪，病伤寒七八日，脉微而沉，身黄发狂，小腹胀满，脐下如冰，小便反利。医见发狂，以为热毒蓄伏心经，以铁粉、牛黄等药，欲止其狂躁。

予诊之曰：非其治也，此瘀血证尔。仲景云：太阳病身黄，脉沉结，小腹硬，小便不利，为无血；小便自利，其人如狂者，血证也，可用抵当汤。再投而下血几数升。狂止，得汗而解。经云：血在下则狂，在上则忘。太阳，膀胱经也，随经而蓄于膀胱，故脐下胀。自阑门渗入大肠，若大便黑者，此其验也。

（许叔微．许叔微伤寒论著三种．中国中医药出版社，2015.）

【解析】

（编者按）身黄一证，有在气在血之别，仲景以其小便利与不利而论，今小便反利，知在血也；又见小腹胀满，脐下如冰，病在于下也；而许叔微有言：血在下则狂，在上则忘，据此可知本案之发狂乃血证谛也。患者又见脉微而沉，亦与仲景所论蓄血之抵当汤正相符，故投此汤，下血乃愈。

第三节 桂枝去芍药加蜀漆牡蛎龙骨救逆汤案

【案例】

王某，女，26岁。旁观修理电线而受惊吓，出现惊悸，心慌，失眠，头痛，纳差恶心，时有喉中痰鸣，每有声响则心惊变色，烦躁而骂人不能自控，逐渐消瘦，由两人扶持而来诊。苔白腻，脉弦滑寸浮。

此寒饮郁久上犯，治以温化降逆，与桂枝去芍药加蜀漆牡蛎龙骨救逆汤加减：桂枝10g，生姜10g，炙甘草6g，大枣4枚，半夏12g，茯苓12g，生牡蛎15g，生龙骨15g。上药服3剂，心慌、喉中痰鸣减轻，服6剂，纳增，睡眠好转，再服10剂，诸症皆消。

（冯世纶．经方传真．中国中医药出版社，1994.）

【解析】

（编者按）素有痰蕴，又因惊吓致心神浮越、心阳受损。纳差恶心、喉中痰鸣、苔白腻、脉弦滑，为痰饮内停之象；心火不旺，痰浊阴邪因而凑之，故发惊悸、发狂；痰扰于上则头痛；心神浮越则寸脉浮。故治以桂枝去芍药加蜀漆牡蛎龙骨救逆汤，加半夏、茯苓以代蜀漆建中焦、化痰饮。

第二十四章　谵语案

谵语一证，《内经》中有多处涉及，如《素问·厥论》记载“厥阴厥逆，挛，腰痛，虚满前闭，谵言”，全元起注曰“谵言者，气虚独言也”。《伤寒明理论》记载其病机为“真气昏乱，神识不清”，并指出其病因的关键在于“胃中热盛，上乘于心，心为热冒，则神昏乱而语言多出，识昏不知所以然，遂言无次而成谵妄之语”。

本章通过大承气汤、小承气汤、调胃承气汤、白虎汤、柴胡加龙骨牡蛎汤的类方医案，阐释谵语证的辨治思路和各汤证的临证要点。

第一节　大承气汤案

【案例】

曹某，女，10 岁。1989 年 11 月 10 日初诊。因身黄、目黄、尿黄，伴呕吐、乏力 6 天，诊为急性黄疸型肝炎。中医以清热解毒、利湿退黄之法，用茵陈四苓散加减。西医以护肝等处理，黄疸愈深，精神愈差，第 3 天出现神志模糊，循衣摸床，撮空理线，烦躁谵语，不饮不食，渐致神志不清，狂躁不安，拟诊为急性重型肝炎、肝性昏迷前期。中医诊断为急黄，仍坚持中西医结合治疗。清洁洗肠每日 2 次，均无大便。其舌苔黄燥，脉数有力，腹部虽无胀满，但隐隐约约有碍手之物，且患儿父母诉其已 7 日未大便。

故辨证为阳明实热、燥屎内结。即投大承气汤一剂。5 小时后间断解出如桃核大的燥屎六枚，坚硬如石。次日神志清楚，言语正常，并欲饮食，黄疸亦渐渐消退。

（夏发镛．大承气汤在急危重症中的应用．新中医，1990.）

【解析】

（编者按）阳明居中主土，万物所归，无所复传。邪从阳明燥化，腑热浊毒，壅滞中焦，土中热毒蒸郁，身必发黄。腑气不降，浊毒上攻而致呕吐、不饮不食、神昏谵语。又见神志不清、狂躁不安、循衣摸床、撮空理线，正如仲景所言，“若剧者，发则不识人，循衣摸床，惕而不安……但发热谵语者，大承气汤主之”。故与大承气汤原方，通腑泄浊，则神清热除而身黄自去。

第二节　小承气汤案

【案例】

梁某，男，28 岁。诊断为流行性乙型脑炎。病已 6 日，曾连服中药清热、解毒、养阴之剂，病势有增无减。会诊时，体温高达40.3℃，脉象沉数有力，腹满微硬，哕声连续，目赤不闭，无汗，手足妄动，烦躁不宁，有欲狂之势，神昏谵语，四肢微厥。昨日下利纯青黑水，此虽有病邪羁踞阳明，热结旁流之象，但未至大实满，而且舌苔秽腻，色不老黄，未可予大承气汤，乃用小承气汤法微和之。服药后，哕止便通，汗出厥回，神清热退，诸症豁然，再以养阴和胃之剂调理而愈。

（中医研究院．蒲辅周医案．人民卫生出版社，2005.）

【解析】

（编者按）患者下利纯青黑水，为热结旁流之象，但腹满微硬、苔秽腻、色不老黄，尚未至大实满，故用小承气汤通腑气。

第三节　调胃承气汤案

【案例】

郭雍治一人。盛年恃健不善养，过饮冷酒食肉，兼感冒，初病即身凉自利，手足厥逆，额上冷汗不止，遍身痛，呻吟不已，偃卧不能转侧，却不昏聩，亦不恍惚。郭曰：患者甚静，并不昏妄，其自汗自利，四肢逆冷，身重不能起，身痛如被杖，皆为阴症无疑。令服四逆汤，灸关元穴及三阴交，未应，加服丸炼金液丹，利、厥、汗皆少止。若药艾稍缓，则诸症复出。如此进退者凡三日夜，阳气虽复，症复如太阳病，未敢服药，静以待汗。二三日复大烦躁，次则谵语斑出，热甚，无可奈何，乃与调胃承气汤，得利，大汗而解。阴阳反复有如此者。

酒洗大黄三钱、芒硝三钱、炙甘草二钱。

（熊寥笙．伤寒名案选新注．四川人民出版社，1981.）

【解析】

（编者按）初为阴证，过服热药，阳复太过，由阴转阳。烦躁热甚、谵语斑出，为阳明里热实证，治随证变，故以调胃承气汤下之而愈。

第四节　白虎汤案

【案例】

孟用滋，患伤寒，发热头痛，口中不和，心烦躁乱，语言谵妄，腹满身重。有医云：表里俱有热邪，宜大柴胡汤下之。

予曰：脉浮洪滑，此三阳合病，不可汗下。急用白虎汤以清肺胃之热，主家信服。两剂诸症大减，更加天花粉、麦冬、竹叶，三帖霍然矣。

（吴篪，辛智科．临证医案笔记．中国中医药出版社，2015.）

【解析】

（编者按）因有谵语、腹满，常易被误认为阳明实证而用下法，然患者见浮洪滑之脉，实为里热壅盛，充斥内外也。故不可下，正如仲景所诫，“下之则额上生汗，手足逆冷”。当急用白虎汤以清肺胃之热。

【案例】

慈溪天生杨先生，馆江湾镇，时值盛暑，壮热头痛，神昏发斑狂乱，不畏水火，数人守，犹难禁止，甚至舌黑刺高，环口青暗，气促眼红，谵语直视，迎余往治。余见众人环绕，蒸汗如雨，病狂躁无有休息，循衣摸床，正在危候。

强按诊脉，幸尚未散，急取箸头缠绵，用新汲水抉开口，凿去芒刺，即以西瓜与之，犹能下咽。乃用大桶置凉水，并洒湿中间空地，设席于地，扶患者卧上，再用青布丈许，折作数层，浸湿搭在心间，便能云“顿入清凉世界”六字，语虽模糊，亦为吉兆。遂用大剂白虎汤与服，加黄芩、山栀、元参。半日之间狂奔乱走，目不交睫，此药入口，熟睡如泥。乡人尽曰休矣。余曰：“此胃和而睡着也，不可惊觉，自日中至半夜方苏，其病遂愈。”

（喻昌，李用粹．寓意草旧德堂医案．中国中医药出版社，2015.）

【解析】

（编者按）时值盛暑而病，见壮热头痛、神昏发斑、狂乱等症，此为暑温。本证多发即直中气分，本例患者壮热头痛、蒸汗如雨、神昏谵语、舌黑刺高、环口青暗、气促眼红，系因气分热盛，暑热内扰所致，热迫营分，又见皮下发斑。故用白虎汤加黄芩、栀子，泄气分实热，加玄参清热解毒、清营生津。本案疗效显著，医者兼用一系列外用降温法。内外合用，方见显效。

云白虎者，以石膏为用。《本经疏证》谓：“石膏体质最重，光明润泽，乃随击即解，纷纷星散，而丝丝纵列，无一缕横陈，故其性主解横溢之热邪也。”故为阳明胃腑之凉剂宣剂也。

第五节 柴胡加龙骨牡蛎汤案

【案例】

张意田治一人，戊寅三月间，发热，胸闷，不食，大便不通，小便不利，身重汗少，心悸而惊。予疏散消食药，症不减，更加谵语叫喊，诊其脉弦缓。

乃时行外感，值少阳司天之令。少阳证虽少，其机显然。脉弦发热者，少阳木象也。胸闷不食者，逆于少阳之枢分也。少阳三焦内合心包，不解则烦而惊。甚则阳明胃气不和而谵语。少阳循身之侧，枢机不利，则身重不能转侧。三焦失职，则小便不利。津液不下，则大便不通。此证宜以伤寒例：八九日下之，胸满烦惊，小便不利，谵语，一身尽重，不可转侧者，柴胡加龙骨牡蛎汤主之。如法治之，服后果然。

（魏之琇．续名医类案．人民卫生出版社，1957.）

【解析】

（编者按）本案非伤寒误下，而为时行外感，邪入少阳，表里不和证。正与仲景之柴胡加龙骨牡蛎汤证相合。该方以小柴胡汤加减，用小柴胡汤和解少阳枢机、沟通表里；茯苓、桂枝利小便行津液；大黄除胃热止谵语；龙骨、牡蛎、铅丹收敛神气而镇惊。

第六节 小柴胡汤案

【案例】

在辽宁曾治一妇人，寒热往来，热重寒轻，夜间恒作谵语，其脉沉弦有力。因忆《伤寒论》谓妇人热入血室证，“昼日明了，暮则谵语”，遂细询之，因知其初受外感三四日，月信忽来，至月信断后，遂变斯证。

据所云云，知确为热入血室，是以其脉沉弦有力也。遂为开小柴胡原方，将柴胡减半，外加生黄芪二钱，川芎钱半，以升举其邪之下陷。更为加生石膏两半，以清其下陷之热。将小柴胡如此变通用之，外感之邪虽深陷，实不难逐之使去矣。将药煎服一剂，病愈强半，又服一剂痊愈。

（张锡纯．医学衷中参西录．山西科学技术出版社，2009.）

【解析】

（编者按）关于热入血室的治疗，仲景明确提出“无犯胃气及上二焦”“当刺期门，随其实而取之”“小柴胡汤主之”等治法。本案即以小柴胡汤变通应用于热入血室的实例。以小柴胡汤疏利少阳气机，加生黄芪、川芎，以升举其邪之下陷，因邪热较甚，加生石膏，以清其下陷之热。张锡纯曾说：“热入血室之证，其热之甚者，又宜重用石膏二三两以清其热，血室之中，不使此外感之热稍有存留始无他虞。愚曾治有血室溃烂脓血者数人，而究其由来，大抵皆得诸外感之余，其为热入血室之遗恙可知矣。盖当其得病之初，医者纵知治以小柴胡汤，其遇热之剧者，不知重用石膏以清血室之热，遂致酿成危险之证，此诚医者之咎也。医者有治热入血室之证者，尚其深思愚言哉。”

第二十五章 不得眠案

失眠证之病机在《内经》中所论甚详，《灵枢·大惑论》载：“卫气不得入于阴，常留于阳，留于阳则阳气满，阳气满则阳跷盛，不得入于阴则阴气虚，故目不瞑矣”。《灵枢·营卫生会》载：“营气衰少而卫气内伐，故昼不精，夜不瞑。”

本章通过栀子豉汤、猪苓汤、黄连阿胶汤、干姜附子汤的类方医案，阐释该证的辨治思路和各汤证的临证要点。

第一节 栀子豉汤案

【案例】

王某，男，28岁。数日来心中烦郁，懊忱难眠，低头不语，家人靠近则挥手斥去。舌红脉数，然大便不结。

辨为虚烦之证，服栀子豉汤。当日晚，刚睡不久，即闻有人叩门甚急，原来是患者之弟。言其兄服药不久，突然呕吐，满头大汗，一家人惶惑不解，让我速往诊视。到后患者却已熟睡，次日其病即愈。

（刘渡舟．伤寒论通俗讲话．上海科学技术出版社，1988.）

【解析】

（编者按）患者心烦懊侬，参其舌红脉数，显然因于热也。患者大便不结，尚无里实，其为虚烦之证，故投栀子豉汤。该方本有“得吐者止后服”之说，但栀子豉汤并非涌吐剂，验之临床，多数患者服后亦无呕吐，然确有个别服药后作吐者，系因胸脘火热蕴郁太甚，得药力与之相搏，郁极乃发而上逆作吐，此为郁开热解而病愈之机转。

第二节 猪苓汤案

【案例】

刘某，男，64岁。患发热（38.8℃），心悸，胸满憋气。北京某医院确诊为结核性心包积液。周身浮肿，小便不利，虽服利尿药，仍然涓滴不利。听诊：心音遥远；叩诊：心浊音界向左下扩大。给予抗结核药物治疗，同时输入清蛋白，经治两周有余，发热与水肿稍有减轻，唯心包积液反有增无减，虽经穿刺抽液急救，但积液随抽随涨，反使病情逐渐加重。医院已下病危通知书。经友人蒋君介绍，延请刘渡舟会诊。其症低热不退，心悸胸满，小便不利，口渴欲饮，咳嗽泛恶，不欲饮食，心烦寐少，脉来弦细而数，舌红少苔。

刘渡舟根据舌红、脉细、心烦、尿少的特点，以及咳、呕、渴、肿的发病规律，辨为少阴阴虚，热与水结之证，治以养阴清热、利水疏结之法，乃用猪苓汤：猪苓 20g，茯苓 30g，泽泻 20g，阿胶 12g（烊化），滑石 16g。服药至第 3 剂，则小便畅利，而心胸悸、满、憋闷等症，爽然而愈。刘渡舟认为方已中鹄，不事更改，应守方再进，而毕其功于一役。服至二十余日，经检查：心包积液完全消尽，血压 120/75mmHg，心率 70 次/分，心音正常，浮肿消退，病愈出院。

（陈明，刘燕华，李芳．刘渡舟临证验案精选．学苑出版社，1996.）

【解析】

（编者按）少阴肾为主水之脏，肾内寓元阴元阳，阳虚可使水不化，阴虚亦可使水停。肾中阴阳协调平衡，方可调节水液代谢。少阴阴虚生水而水热凝结者，用猪苓汤，方中猪苓、茯苓、泽泻利小便以行水气，滑石清热通淋以利水道，阿胶滋阴润燥以益少阴，共为补阴、清热、利水之功。

第三节 黄连阿胶汤案

【案例】

李某，男，43 岁。1978 年 10 月，在无明显诱因的情况下，自觉两下肢发冷，并逐渐向上发展至腰部，向下至足心，寒冷之状如赤脚立于冰雪之中，寒冷透骨，并有下肢麻木，有时如虫行皮中状。此后寒冷又进一步发展至两胁。伴有阳痿不举，小便淋沥。一年半来，曾在北京各医院经中西医治疗均无效。视其双目有神，面色红润，舌质绛，脉弱略数。初按肝胆气郁，阳气不达之阳郁厥证论治，投四逆散加黄柏、知母无效。

再诊时，询知有心烦寐少，多梦，身半以上汗出。此当属黄连阿胶汤证。但下肢为何厥冷？因而想到《伤寒论》曾说："太阳病二日，反躁，凡熨其背而大汗出……故其汗从腰以下不得汗，欲小便不得……足下恶风。""微数之脉，慎不可灸，因火为邪，则为烦逆……因火而盛，病从腰以下必重而痹"。由此可见，凡火热盛于上者，必痹于下，而形成上下阴阳格拒之势。本证火气独在上，故心烦不得眠而身半以上汗出；阳气不下达，故腰腿以下厥冷。黄连 9g，黄芩 3g，阿胶 9g（烊服），白芍 6g，鸡子黄 2 枚。服药 3 剂后，下肢寒冷麻木等明显减缓，心烦汗出等症也大有好转。上方加牡丹皮 6g，并同时服用知柏地黄丸而愈。

（刘渡舟，王庆国，刘燕华．经方临证指南．人民卫生出版社，2013.）

【解析】

（编者按）本案患者表现为上热下寒，上下水火不相交济之象。肾内寓元阴元阳，为水火之脏，肾中阴阳任何一方的偏盛偏衰均可形成水火不交之证。而本案的形成以真阴不足为前提，案中舌绛、脉弱而数已露阴虚之兆。由于心火独盛于上而阳气不能下煦，故上热下寒，故以黄连阿胶汤滋阴降火，待阴复则阳自下达，其寒可不治而愈。

《灵枢·经水》载："手少阴外合于济水，内属于心。"阿胶以阿井水熬皮成胶，阿井为济水之伏流，入心补血；皮为肺华，入肺补气，煎熬成胶，为补血之圣品。

第四节　干姜附子汤案

【案例】

詹某，女，36岁。2014年10月初诊。因经常应酬，夜间睡眠不沉1年余，症见入睡困难，易醒，畏寒，四肢冰冷，天气稍凉时明显。平时总有疲惫无力想睡觉的感觉，喜欢辛辣的食品，不喜饮水，大便秘，夜尿频，舌淡青，苔白，脉沉细。

辨证为心脾阳虚，治以温补脾肾。方用干姜附子汤加减：干姜10g，制附片6g，生晒参10g，茯苓15g，炒白术10g，炙甘草5g。服药10剂后诸症缓解，但仍有便秘，上方加肉苁蓉10g，继服5剂后明显好转。

（黄迟．干姜附子汤治疗不寐4则．内蒙古中医药，2017.）

【解析】

（编者按）患者因饮食起居失调致脾肾阳虚。阳虚不能温养则畏寒肢冷、脉沉细；阳虚不能制水则夜尿频，温运乏力则便秘。“阳气者，精则养神”，阳虚神失所养则时时疲乏欲睡，阳入于阴则寐，阳虚不入则入睡难、易醒。故用干姜附子汤合四君子汤，温补先后天脾肾阳气。

第二十六章 衄血案

《灵枢·百病始生》载："起居不节，用力过度，则络脉伤，阳络伤则血外溢，血外溢则衄血，阴络伤则血内溢，血内溢则后血。"《素问·气厥论》载："脾移热于肝，则为惊衄。"《伤寒明理论》从表里言之，"杂病衄者，责热在里；伤寒衄者，责热在表"。

本章通过麻黄汤的医案，体现外感衄血证的辨治思路和麻黄汤证的临证要点。

麻黄汤案

【案例】

郝仲戬乃孙甫五龄，质颇厚，季春时患嗽痰壅，夜卧烦躁且不时鼻衄，或点滴，或成流。医治多时，有作肺火，而用栀芩知贝者，有作阴虚而用归芍地黄者，药俱罔效。邀余，脉之，知其为寒包热也。经云火郁发之，乃重用麻黄汤表散寒邪，开其腠理，火气得泄，嗽衄俱除，乃姊长二龄亦同时咳嗽鼻衄，照前法治之并愈。

（程从周．程茂先医案．复印本．上海古籍书店，1979.）

【解析】

（编者按）尤在泾说："邪在表，当汗解，而不发汗，则邪无从达泄，内搏于血，必致衄也。"本案即表闭阳郁之鼻衄。鼻衄本为以衄代汗，红汗作解，但阳郁过重，虽衄病仍不解。正如仲景所言："伤寒，脉浮紧，不发汗，因致衄者，麻黄汤主之。"故以麻黄汤发表达郁，衄血自止。

第二十七章　恶风寒案

恶风寒证原有表里之分、虚实之别，《素问·调经论》载："阳虚则外寒，阴虚则内热；阳盛则外热，阴盛则内寒。"《素问·骨空论》载："风从外入，令人振寒，汗出头痛，身重恶寒。"《素问·风论》载："腠理开则洒然寒。"《伤寒明理论》中具体指出："风寒客于荣卫之中也。"

本章通过桂枝汤、桂枝加葛根汤、葛根汤、麻黄汤、大青龙汤等类方医案，阐释恶风寒证的辨治思路和各汤证的临证要点。

第一节　桂枝汤案

【案例】

李某，男，35岁。数日前因外出遇雨，归后身感不适。继而出现头痛，发热，恶风，汗出偏左，咳嗽吐白痰，下肢沉重，溲黄，大便干燥。脉浮稍数，舌质淡，苔薄白而润。

辨证：营卫不和。治法：调和营卫。处方：桂枝10g，白芍10g，甘草3g，干姜3片，大枣3枚。温粥1碗，微出其汗。服药1剂，漐漐汗出，表罢身爽，唯正气抗邪力在趋表，表虽解而便燥、溲赤不除，脉数，急当清肃肺胃。方以麦门冬汤加减治之。服药1剂，诸恙若失，唯偏左头部稍有不适，再本前意出入，以善后调之。头部不适加蔓荆子引经从标，内热已减，去石膏。服药2剂而痊愈。

（邢锡波．邢锡波医案集．中国中医药出版社，2012.）

【解析】

（编者按）大便不利，有表有里，表闭肺气不宣，大肠传导失司可以导致本证，里热燥结亦可使然。据溲黄一症可知里热已成，因仲景言"小便清者，知不在里，仍在表也"，故里热之象昭然若揭。尽管如此，表里同病，仍以解表为先，正所谓"汗宜早，下宜迟"。

第二节　桂枝加葛根汤案

【案例】

刘某，男，41岁。患病已3个月，项背强紧，顾盼俯仰不能自如，自汗出而恶风。问其大便则称稀溏，每日二三次，伴有脱肛与后重等症。切其脉浮，视其舌苔白润。

辨为桂枝加葛根汤证，其大便溏薄，肛肠下坠后重，则为阳明受邪升清不利之象，为太阳阳明合病。处方：桂枝 15g，白芍 15g，葛根 16g，生姜 12g，炙甘草 10g，大枣 12 枚。服药后，不须啜粥，连服 7 剂，诸症霍然。

（陈明，刘燕华，李芳．刘渡舟临证验案精选．学苑出版社，2021.）

【解析】

（编者按）患者项背强紧，伴自汗出而恶风，苔白脉浮，显系桂枝加葛根汤证。该患者又见大便溏薄，肛肠下坠后重，为阳明受邪升清不利之象，属太阳阳明合病之见症。本证在项背强急的同时，并见下利、下坠与脱肛，实补原方之所略也。

第三节 葛根汤案

【案例】

封姓缝匠，病恶寒，遍身无汗，循背脊之筋骨疼痛不能转侧，脉浮紧。

余诊之曰：此外邪袭于皮毛，故恶寒无汗，况脉浮紧，证属麻黄，而项背强痛，因邪气已侵及背输经络，比之麻黄证更进一层，宜治以葛根汤。葛根五钱，麻黄三钱，桂枝二钱，白芍三钱，甘草二钱，生姜四片，红枣四枚。方意系借葛根之升提，达水液至皮肤，更佐麻黄之力，推动至毛孔之外，两解肌表。服后顷刻，觉背内微热，再服，背汗遂出，次及周身，安睡一宵，病遂告瘥。

（曹颖甫．经方实验录．中国医药科技出版社，2014.）

【解析】

（编者按）恶寒、无汗、脉浮紧、背脊强痛，为典型的风寒表实兼太阳经输不利证，以葛根汤解表散寒、生津舒经，方证相符，效如桴鼓。

第四节 麻黄汤案

【案例】

汪某以养鸭为业，残冬寒风凛冽，雨雪交加，整日随鸭群奔波，不胜其劳。某晚归时，感觉不适，饮冷茶一大钟，午夜恶寒发热，咳嗽声嘶，既而语言失音。曾煎服姜汤冲杉木炭末数钟，声亦不扬。晨间，其父伴来就诊，代述失音原委。脉浮紧，舌上无苔，身疼无汗。

乃太阳表实证。治宜开毛窍宣肺气，不必治其喑。表邪解，肺气和，声自扬也。疏麻黄汤与之：麻黄 9g，桂枝、杏仁各 6g，甘草 3g。服后，复温取汗，换衣两次。翌日外邪解，声音略扬，咳仍有痰，胸微胀。又于前方去桂枝，减麻黄为 4.5g，加贝母、桔梗各 6g，白豆蔻 3g，细辛 1.5g，以温肺化痰。续进 2 剂，遂不咳，声音复常。

（赵守真．治验回忆录．人民卫生出版社，2008.）

【解析】

（编者按）外感风寒后，恶寒、无汗、脉浮紧，为伤寒表实证。肺合皮毛，形寒饮冷伤肺，患者又饮冷茶，寒饮相搏，邪气固闭，故其失音属金实不鸣。治宜开毛窍、宣肺气，不治其喑而其声自扬。

第五节　大青龙汤案

【案例】

邓左，身体素壮，时值夏令酷热，晚间当门而卧，迎风纳凉，午夜梦酣，渐转凉爽，夜深觉寒而醒，入室裹毯再寝。而后寒热大作，热多寒少，头痛如刀劈，百节如被杖，壮热无汗，甚至烦躁不安，目赤，口干，气急而喘。脉洪大而浮紧。

此夏令伤寒已化烦躁之大青龙证，为书大青龙汤一方治之。生麻黄四钱，川桂枝四钱，生石膏四两，杏仁泥四钱，炙甘草三钱，生姜三钱，鲜竹叶五钱（原方有大枣，去之，易以竹叶）。二诊：服昨方，汗出甚畅，湿及衣被。约半小时，渐渐汗少，高热已退，诸症爽然若失。又为处一清理余邪之方，兼通大便，其病果瘥。

（余瀛鳌．射水余无言医案．江苏中医，1959.）

【解析】

（编者按）身体素壮，感寒后无汗，邪无从达泄，郁而化热，则烦躁目赤、口干气喘。此为外寒里热证，即仲景所言“不汗出而烦躁”之大青龙汤证。

第六节　桂枝加附子汤案

【案例】

王某，男，29岁。1952年10月12日初诊。患者因慢性骨髓炎住院两个月余，一日下午感怕冷、头痛，医者给予解热镇痛药（具体不详），一次服下，约半小时许，大汗不止，恶风，尿急而无尿液，急邀中医会诊。检查：形体消瘦，面色萎黄，表情惶恐，全身大汗淋漓，四肢拘急，坐卧不宁，状甚危笃，脉沉微而数。

诊为大汗亡阳，处方：桂枝10g，甘草6g，白芍10g，附子10g，生姜1片，大枣3枚。当即配药煎服，服1剂汗止而愈。

（于鹄忱．大汗亡阳．山东中医学院学报，1979.）

【解析】

（编者按）虚人外感，强发其汗，伤阳损阴。大汗淋漓、四肢拘急、脉沉微而数，有亡阳之危，急当温阳固表，治以桂枝加附子汤。所幸汗止，若不止，当以四逆汤专重少阴阳气。

第七节　附子泻心汤案

【案例】

宁乡学生某，肄业长郡中学，得外感数月，屡变不愈。延诊时，自云胸满，上身热而汗出，腰以下恶风，时夏历六月，以被围绕。取视前所服方，皆时俗清利搔不着痒之品，舌苔淡黄，脉弦。与附子泻心汤。

旁有教员某骇问曰：附子与大黄同用，出自先生心裁，抑仍古方乎？余曰：此乃上热下寒证，时医不能知之，余遵张仲景古方治之，不必疑阻，保无他虞，如不信，试取《伤寒论》读之便知。旁又有人果取以来，请为指示，余即检出授阅，遂再三道歉而退。越二日复诊，云药完二剂，疾如失。为疏善后方而归。

（萧伯章．遯园医案．学苑出版社，2013.）

【解析】

（编者按）胸满、身热汗出，为热在上；腰以下恶风、虽夏月仍围被取暖，是下寒。本案为上热下寒、阴阳失调证。因在上之阳气被郁不能下达，导致下焦阳气不足而生内寒。治用黄连、黄芩、黄柏清在上之热，用附子温在下之寒。寒热并用，阴阳并调，药证相合。仲景本以附子泻心汤治心下痞兼表阳虚证，此案虽非痞证，但病机同属寒热错杂，阴阳升降失调的上热下寒证，恰合本方之意。可见学仲景之法，用伤寒方，掌握病机至关重要。

第八节　白虎加人参汤案

【案例】

杨某，男，32岁。1963年9月2日初诊。患者体质营养良好，发病已3日，发热，体温39.8℃，大汗，口渴引冷，皮肤湿润灼热，口干舌燥，主诉烦热，有轻度恶风，脉见滑数兼芤，心下痞，为处白虎加人参汤，次日体温正常，有头痛口渴，继服前方2日，数日后随访，言服药2日后已复常。

（雷声．白虎汤及白虎加人参汤临床运用体会．中医杂志，1964.）

【解析】

（编者按）患者发热、大汗、口干舌燥、大渴引冷、脉滑数，属阳明热证；邪热充斥内外，迫津外泄为汗，汗出肌疏故恶风；邪热伤及气津，则脉虽滑数但见芤象；阳明邪热壅滞气机，则见心下痞；故治以白虎加人参汤清邪热、益气津。

第九节　芍药甘草附子汤案

【案例】

张某，男，40岁。1986年8月21日初诊。时值酷暑盛夏，而患者却厚衣加身，仍打寒战。自述因天热贪凉，夜宿树下，晨起即感恶寒头痛，身痛，鼻塞流涕，自认为感冒，遂购西药服之，半小时后大汗淋漓，良久方止。自此，觉气短懒言，倦怠乏力，畏寒怕冷，蜷卧，动则汗出，半个月未愈。舌红苔白，脉迟无力。

此乃大汗伤阳耗阴所致。治以扶阳益阴。方药：白芍12g，炙甘草10g，附子15g。服2剂，四肢转温，汗出停止，病愈体安。

（陈明，张印生．伤寒名医验案精选．学苑出版社，1998.）

【解析】

（编者按）“其在皮者，汗而发之”，若汗不得法，往往变生他证。本案发汗太过，伤阳损阴，以芍药甘草附子汤扶阳益阴以救误，方证相对，故获良效。

第十节　附子汤案

【案例】

唐某，男，51岁。1980年6月24日初诊。平素伏案少动，经常熬夜，长期失眠。血压持续在190～170/120～100mmHg。1979年冬季以来，常阵发心前区刺痛。1980年5月20日，因劳累过度，情志不舒，骤发胸背剧痛，大汗淋漓，面色苍白，四肢厥冷，手足青紫，处于昏迷状态。急送某院诊为心肌梗死，经吸氧、输液等抢救措施，3日后脱险。但仍神志模糊，稍一劳累，心绞痛即发作，于1980年6月24日，入院用中药治疗。先后用活血化瘀、祛湿化痰、育阴潜阳等法治之，症状时轻时重。6月26日突发心绞痛，症见面色青黄，剧痛难忍，背冷恶寒，汗出不止，四肢发凉，指端青紫，舌淡苔白多津，脉沉细。

证属阴寒内盛，胸阳不振，以附子汤加味。处方：红参、炮附子各10g，白术、川芎各15g，白芍、茯苓、薤白各30g。急煎频服。服药须臾，汗止，精神好转，疼痛减轻。2剂后背冷减轻，疼痛消失。以上方继服40剂，心绞痛未再发作，背冷消失，血压稳定在150～140/100～90mmHg，能上班工作。

（唐祖宣，许保华，冀文鹏，等．附子汤的临床辨证新用．中医杂志，1981.）

【解析】

（编者按）患者面色苍白、四肢厥冷、脉沉细，为少阴元阳虚衰；阳虚寒凝，血脉不通，故见心痛，而尤以背恶寒症状突出。仲景言：“少阴病，得之一二日，口中和，其背恶寒者，附子汤主之。”恰与附子汤证相合。

【案例】

陈某，男，30岁。初受外感，咳嗽愈后，但觉精神萎靡，食欲不振，微怕冷，偶感四肢腰背酸痛。自认为病后元气未复，未即就医，拖延十余日，天天如是，甚感不适，始来就诊。脉象沉细，面色苍白，舌滑无苔。

此乃脾肾虚寒，中阳衰馁。治当温补中宫、振奋阳气，附子汤主之。处方：炮附子9g，白术12g，潞党参9g，杭白芍（酒炒）6g，茯苓9g。水煎服。服1剂后，诸症略瘥，次日复诊，嘱按原方继服2剂。过数日，于途中遇见，患者愉快告云：前后服药3剂，诸症悉愈，现已下田耕种。

（俞长荣．伤寒论汇要分析．福建人民出版社，1964.）

【解析】

（编者按）素体阳虚，罹患外感，表证虽愈，但邪入少阴，故见精神萎靡、怕冷、脉沉细。阳虚寒盛，寒湿不化，阻于四肢腰背，故四肢腰背酸痛，以附子汤温补阳气、散寒除湿可愈。

第十一节 四逆汤案

【案例】

苏某，女，30余岁。月经期不慎冲水，夜间忽发寒战，继即沉沉而睡，不省人事，脉微细欲绝，手足厥逆。当即针人中及十宣出血，血色紫暗难以挤出。针时能呼痛，并一度苏醒，但不久仍呼呼入睡。

此因阴寒太盛，阳气大衰，气血凝滞之故。急当温经散寒、扶助阳气。拟大剂四逆汤一方。处方：炮附子24g，北干姜12g，炙甘草12g。水煎，嘱分4次温服，每半小时灌服1次。患者家属问：此证如此严重，为何将药分作4次，而不一次服下使其速愈？俞长荣说：正因其症状严重，才取“重剂缓服”方法。其目的为使药力相继，缓缓振奋其阳气而祛散阴寒。譬如春临大地，冰雪自然溶解。如果一剂顿服，恐有“脉暴出”之变，譬如突然烈日当空，冰雪骤解，反致泛滥成灾。家属信服。服全剂未完，果然四肢转温、脉回、清醒如初。

（俞长荣．伤寒论汇要分析．福建人民出版社，1964.）

【解析】

（编者按）本案患者沉沉而睡、不省人事、脉微细欲绝，乃仲景所言“脉微细，但欲寐也”，可知邪入少阴。又有手足厥逆，乃阴寒内盛，故以四逆汤急扶阳气、以祛阴霾。然服药之法，分次温服，欲使药力绵绵，阳气续生。

第十二节 四逆加人参汤案

【案例】

郑鹤鸣，君平之流，冬月适患伤寒，初起寒热身痛，不以为意。延挨数日，陡然肢冷，脉伏，肌肉青紫，面赤烦躁，呃逆频频，请同道曹肖严翁诊视，询知系欲事后起病，以为少阴下亏，寒邪乘之，逼其真阳外越，与六味回阳饮。服之不应，势已濒危，邀予商酌。

予曰：景岳回阳二方，皆能救急，其中尚有分别。夫寒中阴经，审其阴阳俱伤，而病尚缓者，则从阴阳两回之法。苟真阳飞越，重阴用事，须取单骑突入重围，搴旗树帜，使既散之阳，望帜争趋。若加合阴药，反牵制其雄入之势。定方单用姜附参草四味，煎令冷服，外用葱艾炒热熨脐，老姜附子皮煮汁蒸洗手足，于是一昼夜厥始回，脉始出，惟呃未止，每呃必至百声，知为肾气上冲，于前药中参以熟地枸杞五味丁香，摄纳真元。诸恙渐减，改用右归饮，与服二日，目辣舌燥，投六味地黄汤，浮阳顿平。复为调理脾胃及脾肾双补而起。

（程杏轩．杏轩医案．中国中医药出版社，2009.）

【解析】

（编者按）“欲事”指“房事”。房事后寒邪乘虚而入，致太少两感。疾病迁延，寒邪直入少阴，病从寒化，则肢冷，脉伏；真阳外越，则面赤烦躁；肾亏下元不纳，则呃逆频频。六味回阳饮阴阳双补，补阴之品必有碍阳之弊。本案阴盛寒凝，阳气虚极外浮，须单刀直入，方能破阴结、救阳亡。故投四逆人参汤，配合外用之法，则厥回脉出。

第二十八章 厥逆案

《伤寒论》之厥逆证为《内经》所论寒厥之发挥。《素问·厥论》载"阳气衰于下，则为寒厥，阴气衰于下，则为热厥"，又曰"阳气衰，不能渗营其经络，阳气日损，阴气独在，故手足为之寒也"。《伤寒明理论》则注重论述阳气之内伏状态，"阳气内陷，热气逆伏，而手足为之冷也"，其与《内经》主旨并无矛盾。

本章通过白虎汤、四逆汤、瓜蒂散、茯苓甘草汤、乌梅丸、当归四逆汤、四逆散的类方医案，阐释厥逆证的辨治思路和各汤证的临证要点。

第一节 热厥案

【案例】

吕某，男，48 岁。初秋患外感，发热不止，体温高达 39.8℃，到本村医务室注射退热剂，旋退旋升。四五日后，发热增至 40℃，大渴引饮，时有汗出，而手足却反厥冷，舌绛苔黄，脉滑而大。

此乃阳明热盛于内，格阴于外，阴阳不相顺接的热厥之证。治当辛寒清热、生津止渴，以使阴阳之气互相顺接而不发生格拒。急疏白虎汤：生石膏 30g，知母 9g，炙甘草 6g，粳米一大撮。仅服 2 剂，即热退厥回而病愈。

（陈明，刘燕华，李芳．刘渡舟临证验案精选．学苑出版社，1996.）

【解析】

（编者按）发热在前，手足厥冷在后，此为热厥证，为阳郁遏于气分，阳气不能外达所致。"热深厥亦深，热微厥亦微"。治宜寒因寒用，用白虎汤直清阳明里热，郁散热布，其厥自回。

第二节 寒厥案

【案例】

杜某，女，56 岁。1974 年 12 月初诊。患肺源性心脏病，心力衰竭，为心源性休克。经西药抢救，抗休克治疗数日，血压不见回升，仍表现为手足厥逆，脉微欲绝，汗出如洗，绵绵不止，浸湿衣衫，正谓寒厥之证。汗出阳散，虚阳欲脱，阴液将竭，阴阳已将离决之势。

非回阳固脱不可挽回危候，故急投以大剂量人参、附子，浓煎顿服，药后汗止，手足渐温，血压随之回升，休克得以纠正。

（聂惠民．伤寒论与临证．广东科学技术出版社，1993.）

【解析】

（编者按）手足厥逆、脉微欲绝、汗出如洗，已呈阴阳离决之势，非回阳固脱无以扭转危候。附子大辛大热，上能助心阳以通脉，中能温脾阳以散寒，下能补肾阳以益火，挽危阳于顷刻之间，为回阳救逆之要药。加人参益气生津、大补元气。如《医宗金鉴》所言，两药合用“能瞬息化气于乌有之乡，顷刻生阳于命门之内”，阴固阳回，危候得解。

【案例】

一日午刻，有小学生邀余回家，诊其母。见其卧床不动，目闭，口不能言，全无知觉，四肢厥逆，脉微欲绝。其家人云：本无病，今早照常用膳，起居无异，今忽如此。

余曰：以盛暑而见寒中三阴之险象，非吐非下，无端而得，其例不多。然有是证，必有是药。据症与脉，非四逆汤不可。一小时后，该小学生复来请诊。至则举家纷扰，盖于患者床下，检得大睡药一碗，饮犹未尽。大睡药者，即大浮萍也。始悉因家庭细故，遽萌短见。余曰：大睡药性寒毒异常，过服必致毙命。四逆汤之大热，可以对待寒毒之变。因促其尽剂灌之。药后，人事渐省，入夜即能言矣。

（黎少庇．庇留医案．广东中医．1957.）

【解析】

（编者按）大浮萍性寒，无病之人或素体阳气不足之人服之，因其性寒，可变生寒证，甚或毙命。本案患者服后，四肢厥逆，脉微欲绝，是寒邪直中少阴，故治以四逆汤回阳救逆。

第三节　痰厥案

【案例】

一男子二十岁，晚饭后半时许，猝然腹痛，入于阴囊，阴囊挺胀，其痛如剜，身为之不能屈伸，叫喊振伏。诊之，其脉弦，三动一止，或五动一止。四肢微冷，腹热如燔，囊大如瓜，按之石硬也。患者昏瞶中，愀然告曰：心下有物，如欲上冲咽喉。

先生闻之，乃释然抚掌谓之曰：汝言极当。以瓜蒂散一钱，涌出寒痰一升余。次与紫圆三分，泻五六行，及其夜半，熟睡达天明，前日之病顿如忘。

（周子叙．皇汉医学．人民卫生出版社，1956.）

【解析】

（编者按）本案患者手足厥冷、脉弦动止、气上冲咽喉等症，与仲景所论瓜蒂散证相符，投瓜蒂散，即涌出寒痰而病愈。

【案例】

周某，女，41岁。1972年4月25日初诊。患雷诺病已3年，每遇寒冷则作。经服温阳和活血化瘀药物，肢端痉挛好转，供血改善。近因惊恐而致失语，四肢发绀加重，厥冷如冰。经先后用低分子右旋糖酐和镇静药物，以及中药宁心安神、祛痰开窍之剂无效。饮食不进，卧床不起。症见面色苍白，精神呆滞，不能言语，以笔代言，胸闷烦躁，欲吐不能，肢冷色白，舌白厚腻，脉滑有力，两寸独大。

此痰浊壅塞上脘，急则治其标，先宜涌吐痰浊。方用：瓜蒂、赤小豆、白矾各9g。水煎服。服后先吐浊痰碗余，继则泻下秽臭溏便，遂即能言，肢冷好转，雷诺病缓解。

（唐祖宣．瓜蒂散的临床运用．浙江中医杂志，1980．）

【解析】

（编者按）因受惊恐，脏腑功能失调，痰浊内生，阻于上，则胸闷烦躁、两寸独盛；清窍被蒙则语言难出；痰浊壅塞，阳郁不达，则四肢厥冷。状似阳微寒盛，实为痰浊内壅，以瓜蒂散加味速攻，则邪去正安。《本草乘雅半偈》载："吮抽水液，唯瓜称最。而吮抽之枢抵当，唯蒂而已。"故苦寒涌吐以瓜蒂之功最利。

第四节 水厥案

【案例】

程某，男，48岁。平素脾气衰弱，常患噫气胃满，消化滞呆。后在溽暑季节，贪食瓜果，而患腹泻。服健脾利水之剂，腹泻止，而胸脘满闷异常，逆气上冲，烦躁不宁，头眩欲呕，心下辘辘作水声，四肢逆冷，舌质淡，而苔白腻，脉象沉弦。

此为脾不健运，水湿停潴之证。故以扶阳温胃行水之茯苓甘草汤治之。处方：桂枝15g，茯苓24g，生姜15g，甘草3g。连服两剂，而躁烦不作，脘闷消失，冲逆平息，脉象虚软。后以健脾行水之剂调理而愈。

（刑锡波．伤寒论临床实验录．天津科学技术出版社，1984．）

【解析】

（编者按）素体脾弱，溽暑时节，阳气外张，又贪食生冷，使中虚不运，水谷不别而下利。虽经健脾利水，利止而饮未尽消。水为阴邪，耗伤阳气，又因水饮壅滞中州，中阳不得外达则厥；逆气上冲则烦躁不宁。此为中焦水停，本虚标实之证。遵仲景意"宜先治水，当服茯苓甘草汤"。

第五节 蛔厥案

【案例】

刘某，女，50岁。1983年3月18日初诊。患者曾有蛔厥吐蛔史，每因多食油腻之物则突发右上腹部疼痛。此次发病为食奶油夹心饼干后十余分钟突发右上腹部剧烈疼痛，门诊以胆囊炎、胆石症收住院。自述右胁下及胃脘部疼痛难忍，其痛剧时如顶如钻，且痛往右肩背部放散，伴恶心呕吐，痛剧时腹部拒按，痛缓时触诊腹部平软。入院后经禁食、电针、阿托品、消旋山莨菪碱、溴丙胺太林、盐酸哌替啶等解痉镇痛法治疗48小时，疼痛仍昼夜不减，痛作更剧频。痛发剧时诊脉乍大乍小，手足冷，冷汗出，舌质淡，黄薄润苔。

诊为蛔厥（胆道蛔虫病）。拟温脏安蛔法，方用乌梅丸：乌梅15g，桂枝10g，细辛5g，炒川椒5g，黄连10g，黄柏10g，干姜10g，党参12g，当归10g，制附片12g（先煎1小时），川楝子12g，槟榔片12g，使君子9g。急煎，日2剂，分4次温服。服药后第2日疼痛已缓，仍日2剂，服依前法。第3日上午，大便解出死虫一条，疼痛完全缓解。投以疏肝理气、健脾和胃之剂善后。

（龚志贤．乌梅丸的临床应用．山东中医药杂志，1984.）

【解析】

（编者按）本案为胃热肠寒，蛔虫上窜胆道之蛔厥证，以乌梅丸温脏安蛔，“蛔得酸则静，得辛则伏，得苦则下”，并加杀虫之川楝子、槟榔、使君子等品，俟虫退出胆道则痛止人安，厥逆自回。

第六节　血厥案

【案例】

杜某，男，20岁。患者幼年曾患脊髓灰质炎，成年后两下肢较细，并软弱无力，行动吃力，走路要拄双拐。每至冬季，即四肢发凉，尤其两下肢极不耐冷，最易受冻伤。此乃气血虚弱，抵抗力太差，在冬季阳衰阴盛之际，气血更不能畅行于四末所致。今又值冬令，前症加重。仍宜益血通阳为治，方用当归四逆汤原方。连服数剂，即觉两下肢转为温暖，耐寒力亦有所增强。

（李克绍．伤寒解惑论．山东科学技术出版社，1978.）

【解析】

（编者按）痿多属热，《证治准绳》载：“五劳、五志、六淫尽得成五脏之热以为痿也。”然《景岳全书·痿》指出：“元气败伤，则精虚不能灌溉，血虚不能营养者，亦不少矣。若概从火论，则恐真阳亏败，及土衰水涸者，有不能堪。”本案患者患痿日久，见四肢发凉，乃血虚有寒，以当归四逆汤养血散寒，阳至血充，则厥愈痿起。

第七节　气厥案

【案例】

全某，男，32岁。患者手足汗出、厥冷而麻痛不堪。手足汗出随厥之深浅而有多少的不同，厥深则汗出亦多，厥微则汗出亦少。曾服附子、干姜等回阳救逆药无效。视其人身材高大，面颊丰腴，不像寒厥体征，然握其手却冷如冰铁。其脉弦而任按，舌红而苔白。

此证既非阳虚之寒厥，又非阳盛之热厥，从其脉弦辨证，可知证属阳郁无疑。阳郁于里不达四肢而厥，郁阳迫阴外渗，则为汗出。阳郁愈甚，则手足厥冷愈深而汗出亦就愈多。反之，厥微者，则汗出亦少。为疏四逆散原方，以观其效。服药后，患者自觉有气往下行，至脐下，则微微跳动，周身顿觉清爽，而手足转温，汗亦不出。患者甚喜，以为病将从此而愈。不料两剂服完，手足又厥，汗出依旧。二诊以上方加桂枝、牡蛎，意使桂枝配芍药以调营卫，牡蛎伍芍药以敛汗固阴。服两剂，手足见温而汗出亦少，但续服仍无效可言。病情反复无常，使人费解。重温王冰“益火之源以消阴翳，壮水之主以制阳光”的名句，受到启发而恍然有悟，此证每方皆效，但疗效不巩固，关键在于只知疏达阳郁，不知滋阴以敛阳也。阴不足，无以制阳，则反被阳逼而为汗；阳无偶则自郁而为厥。郁阳之气宜疏，而弱阴又岂可不救？于是本肝肾同治，理气与滋阴并行之法，为疏四逆散与六味地黄汤合方，服6剂，厥回手温而汗止。后随访得知，其病终未复发。

（刘渡舟，王庆国，刘燕华．经方临证指南．人民卫生出版社，2013.）

【解析】

（编者按）少阴为三阴之枢，是调节水火阴阳的重要枢纽，少阴枢机得利，则心肾之水火阴阳相交既济；少阴枢机不利，阳气被郁，不能通达于四末，即可致四肢厥逆。四逆散中柴胡、枳实解郁开结以疏达阳气，芍药、甘草利血脉以和阴气，即所谓“治其阳者，必调其阴；理其气者，必调其血”。

